心灵花园·沙盘游戏与艺术心理治疗丛书

主编　申荷永

荣格学派沙盘游戏疗法

Jungian Sandplay
The Wonderful Therapy

[英] 乔尔·莱斯–梅纽因（Joel Ryce-Menuhin）/ 著

李江雪　李资瑜 / 译

张　敏 / 审校

U0388728

中国人民大学出版社
·北京·

"心灵花园·沙盘游戏与艺术心理治疗丛书"编委会

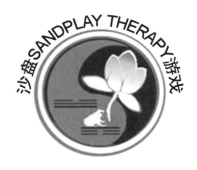

华人心理分析联合会

华人沙盘游戏治疗学会　　　　　　　　　　　　　　　　　策划出版

广东东方心理分析研究院

澳门基金会（澳门城市大学心理分析与沙盘游戏研究项目）

广州市教育科学"十一五"规划课题（项目编号10C034）　　资助与支持

主编：申荷永

顾问：Ruth Ammann(瑞士)　Harriet Friedman(美国)

编委：刘建新　高　岚　范红霞　张　敏　陈　侃
　　　王求是　李江雪　李春苗　江雪华　冯建国
　　　徐维东　蔡成后　项锦晶　柳蕴瑜　宋　斌
　　　Eva Pattis Zoja　Paul Kugler　Rie Rogers Mitchell

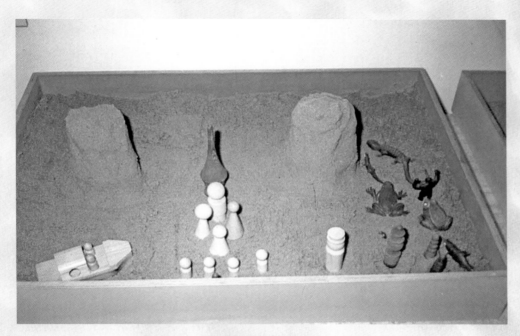

沙盘作品 1

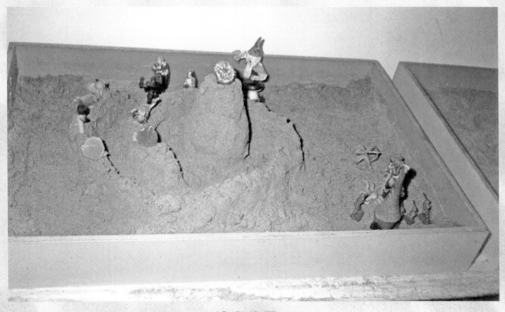

沙盘作品 2

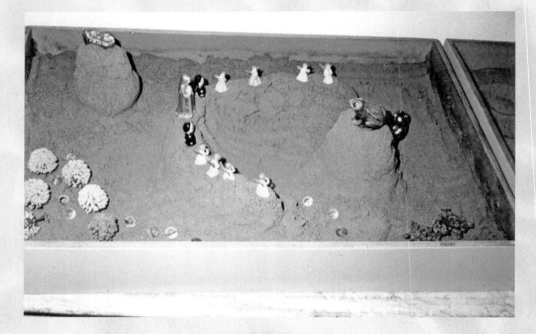

沙盘作品 3

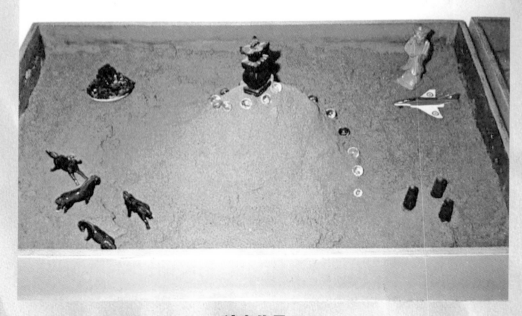

沙盘作品 4

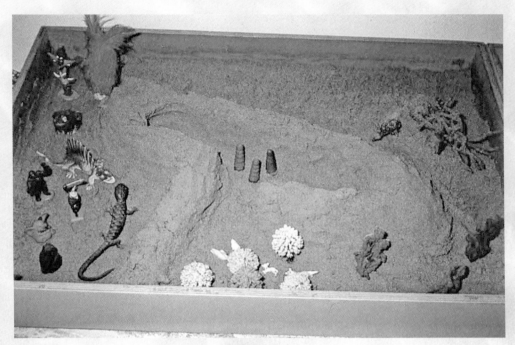

沙盘作品 5

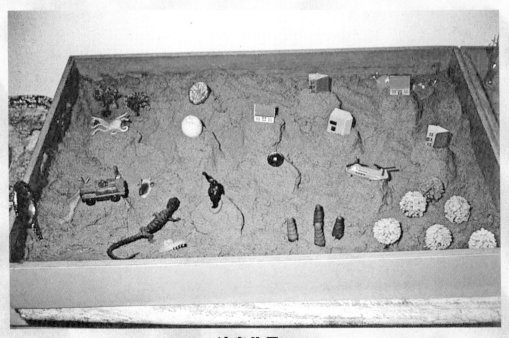

沙盘作品 6

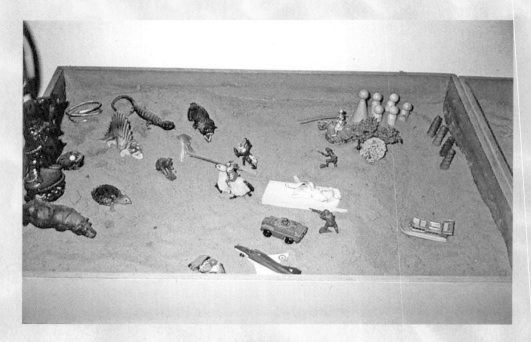

沙盘作品 7

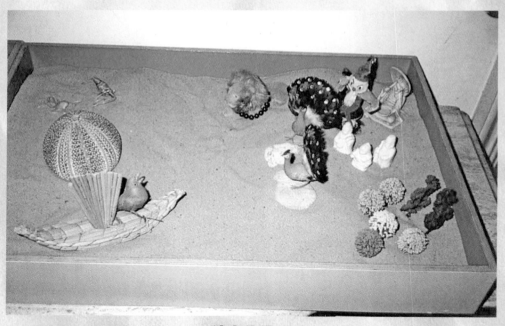

沙盘作品 8

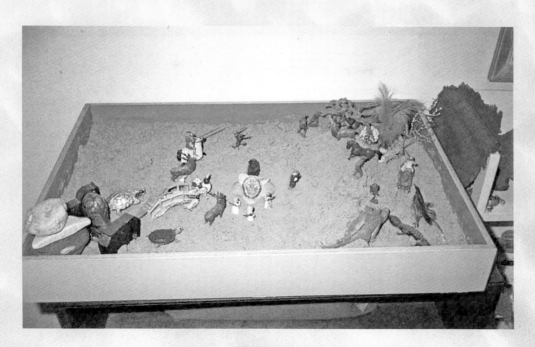

沙盘作品 9

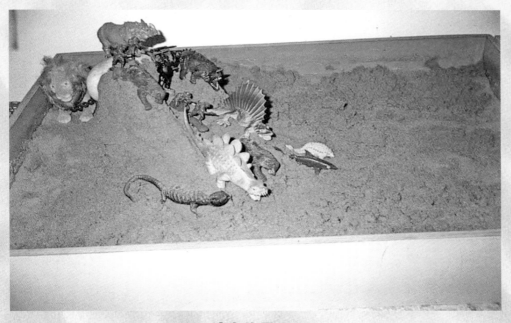

沙盘作品 10

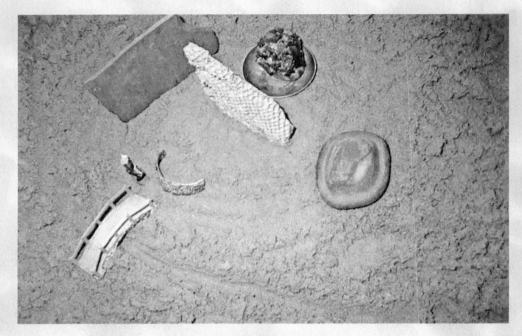

沙盘作品 11

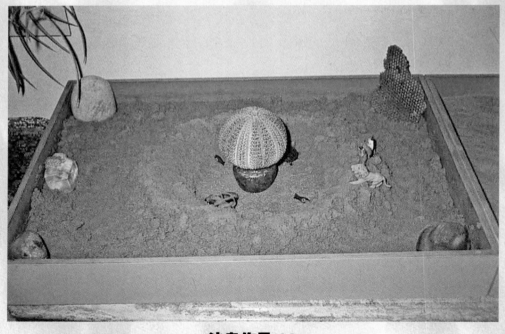

沙盘作品 12

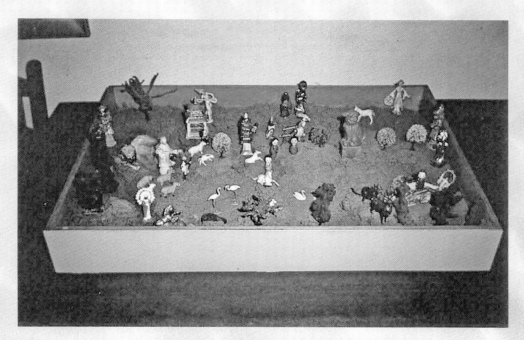

沙盘作品 13

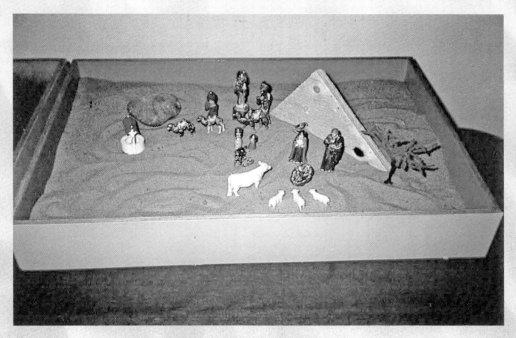

沙盘作品 14

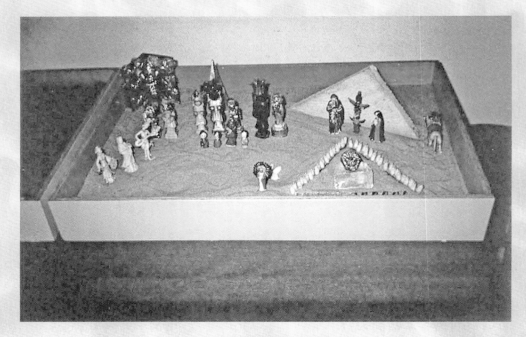

沙盘作品 15

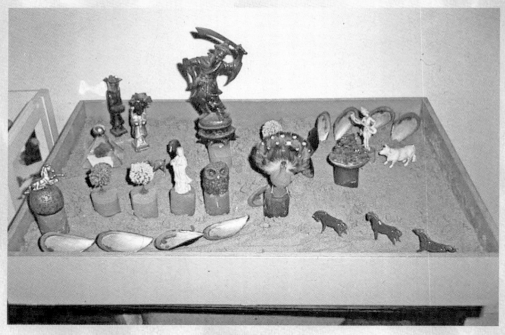

沙盘作品 16

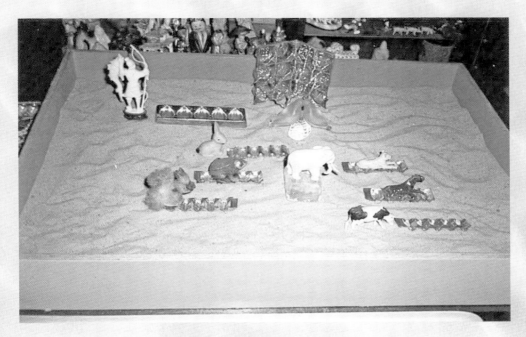

沙盘作品 17

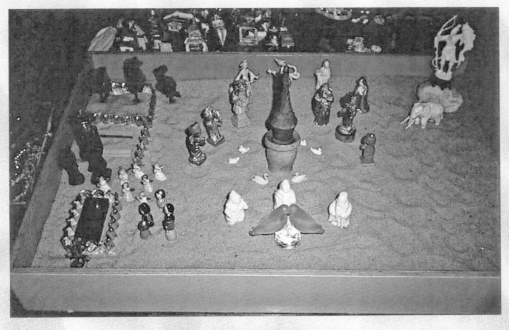

沙盘作品 18

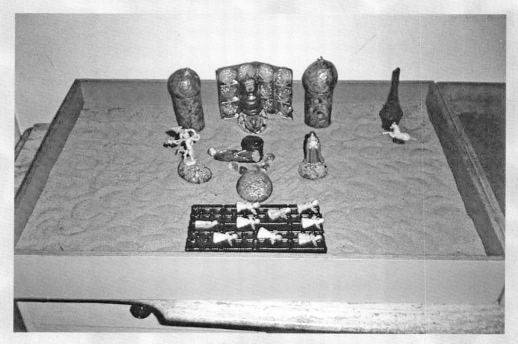

沙盘作品 19

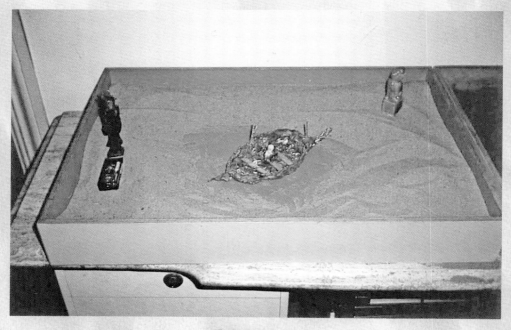

沙盘作品 20

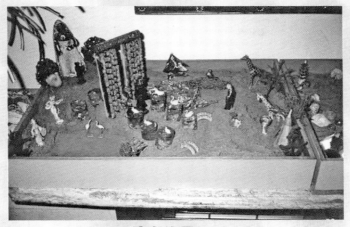

沙盘作品 21

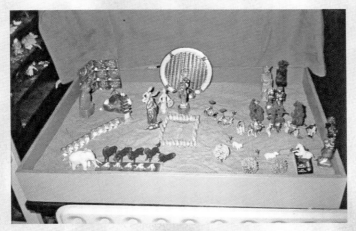

沙盘作品 22

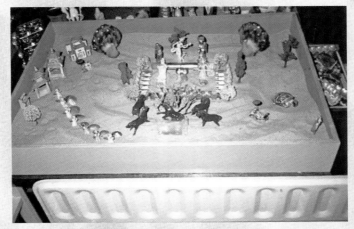

沙盘作品 23

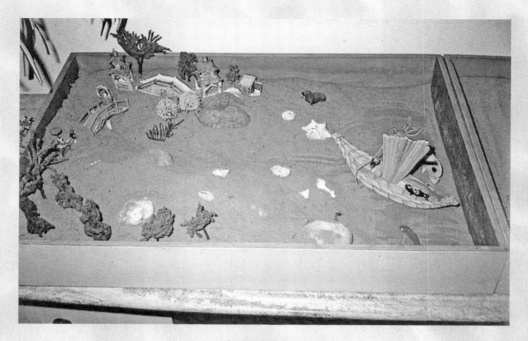

沙盘作品 24

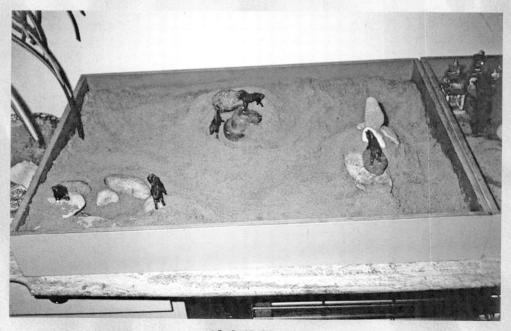

沙盘作品 25

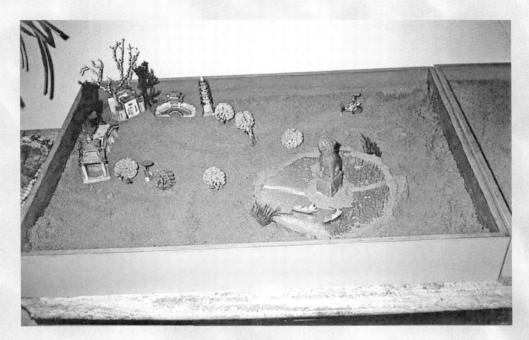

沙盘作品 26

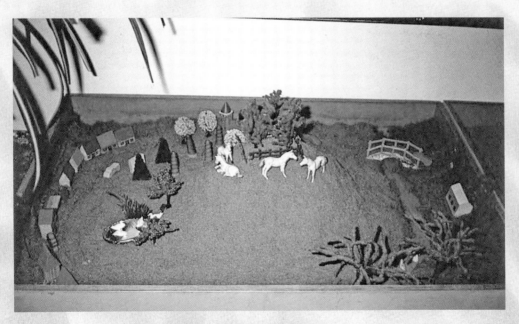

沙盘作品 27

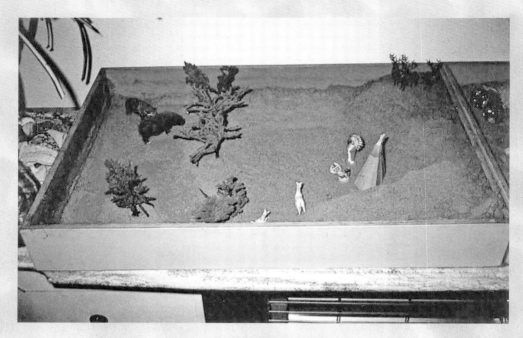

沙盘作品 28

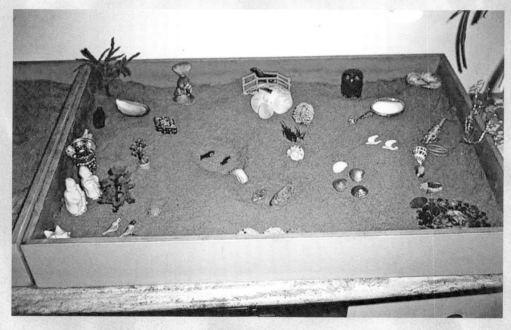

沙盘作品 29

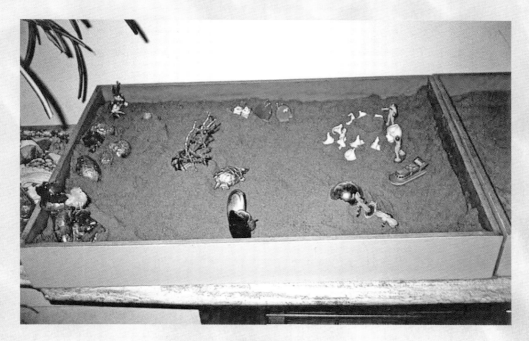

沙盘作品 30

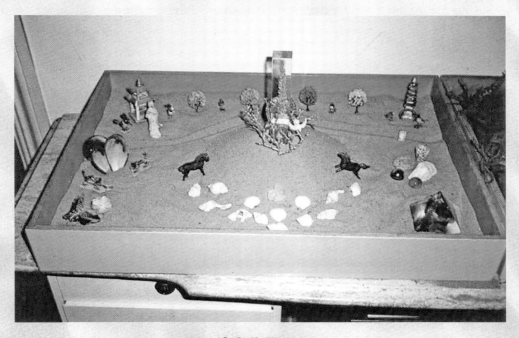

沙盘作品 31

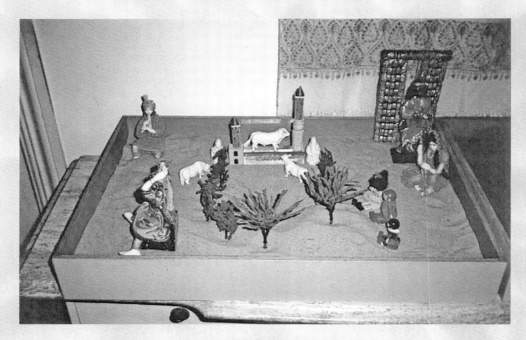

沙盘作品 32

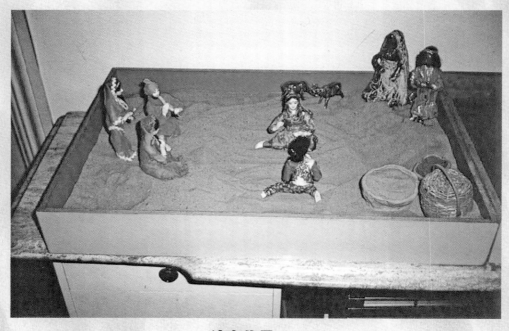

沙盘作品 33

总　序

"一沙一世界，一花一天堂。手中拥有无限，刹那便成永恒。"布莱克这首《天真的预兆》也是沙盘游戏与艺术心理治疗的写照。在我们看来，艺术关乎心灵，艺术中包含着人类古朴的心智，沙盘中展现出美妙的心灵花园，这便是沙盘游戏与艺术心理治疗的生动意境。把无形的心理内容以某种适当的象征性的方式呈现出来，从而获得治疗与治愈、创造与发展以及自性化的体验，便是沙盘游戏与艺术心理治疗的无穷魅力和动人力量之所在。

"心灵花园：沙盘游戏与艺术心理治疗丛书"是国内首次系统介绍沙盘游戏的一套著作，在国际分析心理学会（International Association for Analytical Psychology，IAAP）、国际沙盘游戏治疗学会（International Society for Sandplay Therapy，ISST）、华人心理分析联合会（Chinese Federation for Analytical Psychology，CFAP）、华人沙盘游戏治疗学会（Chinese Society for Sandplay Therapy，CSST）、广东东方心理分析研究院、澳门基金会、澳门城市大学的支持下完成。丛书缘起于 2002 年第二届"心理分析与中国文化国际论坛"，哈里特·S. 弗里德曼（Harriet S. Friedman）和伊娃·帕蒂丝·肇嘉（Eva Pattis Zoja）等国际著名沙盘游戏治疗师以"沙盘游戏治疗"为主题，在广州珠岛宾馆做了三天会前工作坊，开始了 ISST 在中国的正式培训。

2003 年，在美国西雅图第 17 届 ISST 年会期间，ISST 及美国沙盘游戏治疗师协会（Sandplay Therapists of America，STA）的主要负责人专门组织了关于"沙盘游戏在中国的发展"的研讨，其中就确定了本丛书的选题和工作计划以及丛书编委会的组成。作为丛书主编，很荣幸能有凯·布莱德威（Kay Bradway）、赫格曼（Gretchen Hegeman）、哈里特·S. 弗里德曼、茹思·安曼（Ruth Ammann）、伊娃·帕蒂丝·肇嘉、瑞·罗杰斯·米切尔（Rie Rogers Mitchell）、芭芭拉·特纳（Barbara A. Turner）、乔伊丝·坎宁安（Joyce Cunningham）等加入我们的工作。

选入丛书的译著，都是沙盘游戏治疗的经典和最新代表作，包括瑞·罗杰斯·米切尔和哈里特·S. 弗里德曼的《沙盘游戏：过去、现在和未来》、茹思·安曼的《沙盘游戏中的治愈与转化：创造过程的呈现》以及伊娃·帕蒂丝·肇嘉的《沙盘游戏与心理疾病的治疗》等。丛书的译者队伍基本上由心理分析方向的博士和硕士组成，他们都具有沙盘游戏的实践体验，都曾参加过 ISST 认可的专业培训。

沙盘游戏从创意的产生到正式创建，再到国际学会的成立及在全世界具有广泛影响，几乎已有了百年的历史，在百年的历程中也获得了自身的发展与成熟。在我们的理解中，沙盘游戏不仅是心理分析的重要方法和技术，也是心理分析理论的重要发展。在中国文化的基础上，我们曾把心理分析的目标阐释为三个层面：安其不安与心理治疗、安其所安与心理教育和安之若命与心性发展，三者合而为一始为完整的心理分析。沙盘游戏也是如此，它不仅是一种心理治疗的方法，能够广泛地适用于诸多心理疾病的治疗，也是一种心理教育的技术，能够在培养自信与人格、发展想象力和创造力等方面发挥积极的作用，同时，以整合意识与无意识为目标的沙盘游戏，可以促进自性的成长和心性的发展，从而获得真实的自性化体验。

申荷永
华人心理分析联合会会长
华南师范大学、澳门城市大学教授
国际分析心理学会心理分析师
国际沙盘游戏治疗学会沙盘游戏治疗师
2014 年 8 月

献给国际沙盘游戏治疗学会（创立者：多拉·卡尔夫）的同事们——团结一致！

沙即大地——它位于深不见底的无意识的海洋与有意识隆起的陆地之间。它记录着时间的足迹，记录着宇宙的潮汐——那动态的存在与空无的静止之间的变化。只要人类还在追寻着海岸，沙的城堡就会一直吸引着孩子和成年人的想象力。

——乔尔·莱斯-梅纽因

致　谢

　　我衷心地向国际沙盘游戏治疗学会（创立者：多拉·卡尔夫）的创始成员们表达我的感激之情！在他们这些友好的专业人士的激励之下，我才会写下这本关于沙盘游戏疗法的书。已故的多拉·卡尔夫是荣格学派沙盘游戏治疗领域的先锋和权威，没有跟她做过的 200 个小时的分析训练，我的心理学工作中就不会拥有沙盘游戏的治愈力量中所需的体验式的知识与热情。我特别要感谢罗马的荣格学派分析师纳沃内（Andreina Navone）博士和卡尔杜奇（Paola Carducci）博士，因为他们允许我把国际沙盘游戏治疗学会具有专业资格的学生们所做的关于癌症的沙盘游戏治疗的研究翻译成英文。有关这方面的工作我在第五章中有所提及。

　　画家兼平面图形设计师卡尔顿（Geoffrey Carton）为我精心设计了第一章到第五章中所有的图，对此，我深表感谢。书中引自我另一本书《童年早期的自性》（*The Self in Early Childhood*；Free Association Books，London，1988）中的内容，我自己是有版权的。此外，玛格丽特·洛温菲尔德的家人友好地向我提供了洛温菲尔德和卡尔夫之间的通信（见附录部分）。

　　我最好的助手基奇（Charlotte Keech）帮我把手稿输入电脑并协助我修正了个别句法。

　　我还要衷心地向我的病人表示由衷的感谢！正是由于他们向

我袒露了许多个人的秘密，我才能理解二十年来一直令我着迷的沙盘游戏的含义，并知道该如何解释它。我也谢谢他们允许我写作本书，以便能让更多的人学会使用沙盘游戏这一具有治愈功能的媒介。

我还要感谢劳特里奇（Routledge）出版公司的心理学编辑斯通斯特里特（David Stonestreet）和我的同事荣格学派分析师萨缪尔斯（Andrew Samuels），感谢他们对我的研究主题表示出真诚的兴趣与支持！

荣格学派沙盘游戏疗法

目　　录

荣格学派沙盘游戏疗法

第一章　在门口

　　清晨，苏黎世湖笼罩在一片迷蒙的雾霭中，我和我的第一任分析师打开了瑞士苏黎世郊区一栋农舍的大门。我按着那古老的门铃，注意到前门上刻着的日期，1485 年。我的分析师拉兹罗（Violet de Laszlo）博士把我带到另一位有着独特专长的分析师家中，那天我的心情比阴沉的天气还要糟糕。那位分析师是位女士，她打开门，领着我们走进她那古老而可爱的瑞士农舍当中。她的专长事实上是让成年的病人在沙箱中玩游戏!

　　伴随着一点点担心，我最终被带到一个地势较低的房间里，它看起来几乎像一个谷仓。房间里面有两个沙箱。几个有点像书架的简单的搁架，在墙上排成几排。搁架上摆着一些缩微玩具和代表真实物体的小模型。在我当时抑郁的心情看来，一切都显得那么沉重、灰暗。当然事实上，它们是明亮的、吸引人的。我心里想："不，我绝不会那样做的。这些心理学家一定是疯了。我才不想在沙箱中建造什么呢。那样做怎么会帮到我呢?"在抑郁和绝望的低沉心境之下，我感到自己作为一个人的自尊心受到了打击。

　　然而，与一位运用沙盘游戏疗法的分析师相遇，我还是很高兴的。她的名字叫多拉·卡尔夫（Dora Kalff），是一个上了年纪、身材较胖、看上去十分机敏、寡言少语的瑞士女性，眼睛里闪着热情的光。经过几句简单的交谈，她就接纳了我——一个精疲力竭、内心充满矛盾冲突、十分抑郁的男人。我的现任分析师将要离开瑞士几个月，我有可能被转介给她来治疗。于是，我就成了卡尔夫的病人，并且经过了几个星期的言语分析之后，最终，那个时刻到来了——她建议我尝试一下沙盘游戏。我努力挣扎，想要克服内心的阻抗，我不太情愿地走进了沙盘游戏室，煞费苦心地进行了我的第一次沙盘游戏。

很久以后，卡尔夫给我解释了那次沙盘游戏的含义，它呈现出一种积极的诊断和未来生活之路的种种可能。在中年危机和深度的抑郁状态之下，我不经意地把自己的未来直接而具体地投射到了沙盘游戏之中。

二十年来，我把沙盘游戏治疗作为自己在伦敦进行荣格心理分析实践的一个部分。我的生活如我的第一次沙盘游戏所预示的那样展开了。我使用沙盘游戏，因为它作为一个治疗工具从没有让我和我的病人失望过。当我作为治疗师与病人们的沙盘游戏做工作时，沙盘游戏中那些非言语的意象可以充当心理学上的指引。对病人们来说，沙盘游戏的体验随着时间的流逝，是如此生动，又意义深远，就像我自己与卡尔夫的沙盘游戏体验已经证明的那样。

沙盘游戏治疗的力量何在？为什么二十年后的今天它得到了迅猛的发展，全世界范围内如雨后春笋般涌现出了新的一代沙盘游戏治疗师？这些治疗师来自不同的精神分析流派，有着不同的临床背景。他们有的来自东方，也有的来自西方。当他们给来自每一个可以想象得到的生活境遇的人提供机会做沙盘游戏的时候，作为治疗师，他们拥抱了什么？

为了揭开沙盘游戏治疗的神秘面纱，我决定把我专业实践头十年以后运用沙盘游戏的经验写下来。对于沙盘游戏的治疗潜力，我们的理解仅仅还在启蒙阶段。有两位重要人物帮助人们见证了沙盘游戏在启蒙阶段的运用：玛格丽特·洛温菲尔德（Margaret Lowenfeld）和多拉·卡尔夫。洛温菲尔德以前在伦敦开业，卡尔夫则在苏黎世开业，她之后又环游世界三十五年，为欣赏她的广大公众和专业同行们揭示了沙盘游戏治疗所蕴含的力量。

《游戏王国技术》（*The World Technique*；Lowenfeld，reprinted 1979）是卡尔夫在荣格的理论框架中对成年病人以及儿童进行工作的过程中所提出的自己的研究方法的重要基础。卡尔夫曾经跟随卡尔·荣格（C. G. Jung）和爱玛·荣格（Emma Jung），接受自己个人的心理分析训练。卡尔夫的一个学生，纽约的分析师温瑞布（Estelle Weinrib）在其著作《自性的意象》（*Images of Self*）中提出了有关沙盘游戏治疗和其延后的、非指导性的解释的几个前提（Weinrib，1983）。她按照下面的方式区分了沙盘游戏治疗中心理治愈（psychological healing）和意识的扩充（expansion of consciousness）两个概念：治愈暗含着创伤和可能的机体自然功能的损害的存在，但已经被医治或修复。意识的扩充则暗指对感受、思维和行为内容的觉察，有能力在行动或交流中做出选择，并且相对地不受情结的控制。在沙盘游戏治疗的情境中，治愈是一个发生在卡尔夫所说的"前言语水平"上的非理性的现象。在沙盘游戏治疗中，这两个过程的出现都能够加深和加速治疗的进程。在使用荣格的言语心理疗法（如对情结、梦和发展方面的问题进行工作）有进展时，同时采用沙盘游戏疗法，能够鼓励创造性的退行，并通过延迟的解释和有意地不用理性思维而达到治愈的目的。这两个过程相互补充，产生积极的协同作用。

沙盘游戏提供给治疗师一个非言语的意象，这个意象可以表征那些在治疗情境中无论是来访者还是治疗师都还不知道或还没有完全理解的意义。伴随着这些意象，在病人的素材中，出现了心理上新的变化、替代、改善、抑制和可能的潜在含义。沃特金斯（Mary Watkins）在1981年发行的《春天》（*Spring*）杂志上评论道："随着意象和体验的相互渗透，意象不但不会被舍弃，反而会成为人们用来知觉、感受世界的眼睛。"（Watkins，1981，p. 117）分析师对意象的力量的警觉和敏感可以使病人与沙盘游戏及其结构产生相互作用，以便看到投射在场景上的无意识内容的象征意义。荣格相信只有这样，人自身才有力量达到治愈（Jung，1960，pp. 67—91）。

沙盘游戏是从威尔斯（H. G. Wells）在1911年首次出版的《地板游戏》（*Floor Games*）一书演化而来的。威尔斯和他的两个儿子使用木片、纸、可塑黏土和缩微人物或动物在地板上建造城市和岛屿，房子相当于一个大沙箱，他们所玩的相当于一个延伸的沙盘游戏。我自己的童年时代是在20世纪30年代后期，那时我常跳进一个8英尺×8英尺的沙坑里玩耍，就像走在一个房间里。它成为我当时的主要游戏内容，也成为今天我所进行的沙盘游戏治疗的"原本"。

1925年在伦敦，玛格丽特·洛温菲尔德离开儿科诊所转向儿童精神病学的治疗。她收集了很多小物件、玩具、彩色小木棒，以及各种纸质、金属和用黏土制成的模型，并把它们放在儿童病人所称的"奇妙盒子"里。这些物件后来被移到壁橱里，并逐渐被前来诊所的儿童叫作"游戏王国"。

儿童们自己自发地创造了这个新的技术，即在小小的沙盘里

荣格学派沙盘游戏疗法

---

① 1英尺约合0.3米。——译者注

创建游戏王国的场景。结果，洛温菲尔德发现了这个很好的媒介，它既吸引儿童也吸引成年人，而且还为治疗师和沙盘游戏者提供了一种途径，来相互交流并分享解释内心的体验。自 1929 年洛温菲尔德最早开始这项工作以来，"游戏王国技术"的基本要素就一直几乎原封不动地保持了下来。这些要素包括玩沙这一富有想象力的活动、使用或不使用物件、限定的空间（沙箱本身），以及治疗师的在场。

1956 年，多拉·卡尔夫去伦敦向洛温菲尔德学习这些技术，然后返回苏黎世完成她跟随爱玛·荣格和卡尔·荣格进行的专业训练。荣格夫妇把自己的孩子送到多拉·卡尔夫那里做沙盘游戏，但是荣格本人对沙盘游戏的兴趣还不是很为世人所了解。其实早在 1937 年，荣格就在哥本哈根召开的心理学大会上解释了洛温菲尔德所呈现的一个沙盘场景。在美国，埃里克·埃里克森（Eric Erikson）把沙盘游戏用于年轻人并提出一些关于前青春期的游戏和针对女性的精神分析的经验性的论述（Erikson，1951，1964）。多拉·卡尔夫发现，陪着孩子接受沙盘游戏治疗的母亲们也开始对沙盘游戏发生了兴趣（Kalff，1980）。现在男性也开始广泛地接受沙盘游戏治疗（Ryce-Menuhin，1984）。

一个病人是否适合做沙盘游戏，与年龄、性别几乎没什么关系。沙盘游戏技术的两个基本方面是，沙图可以扩充和加强分析的素材，并把它们结合到个人的体验当中。这暗示着了解沙盘游戏当中的象征对沙盘场景创建者本人的可能意义是非常重要的。在那些恢复健康的病人身上，沙盘场景会有这样的效果：它能反馈给病人一个镜像意象（mirror-image），并能增强病人对自身的理解。无论发生了什么，即使病人还未康复，沙盘游戏都仍然是一个表达的工具，它能揭示出病人无论用语言还是体态都不能表

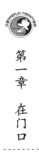

达出的思维、情感、直觉和感觉的方方面面以及非常微妙的部分。非言语的反馈，即仅仅在一旁观看，热忱地分享病人的沙盘游戏过程，本身就具有很大的力量，能帮助治疗师明晰治疗的状况。

在沙盘游戏室里，我放置了两个沙盘，一个装着湿沙，可以用来塑形，另一个装着干沙，适合更为枯燥的情感心境。沙盘中装着一半高度的沙，并有涂成湛蓝色的防水的内底，这样可以用来代表水。沙箱的大小设计成可以一目了然的尺寸，不需要眼睛转来转去。最近的调查显示，治疗师们使用的沙盘的平均尺寸大约为宽18英寸，长23英寸，边高3.5英寸[①]。我使用一个尺寸偏大的箱子作为神圣空间（temenos）或容器，其大小必须能起到规范和保护病人的非理性表达的作用。这种表达可以碰触到意识深远的前言语水平，而不需要使用任何有意的方法造成退行。

在建构一个沙盘场景的时候——大多数病人会花20分钟到40分钟完成它——可能会有几个建造阶段，包括改变甚至是毁坏场景的某个部分。我安静地坐在离沙盘一段距离的地方，把这些发展过程简单地勾画在案例记录本上，事后如果对病人的健康有益，就会对此进行讨论。当病人离开后，拍下沙盘场景的照片；我从不当着病人的面来拆除沙盘场景。

这一系列的照片作为一个整体一般不会与病人分享，除非我认为这样做会对病人有所帮助，或者整个分析治疗过程结束了或中断了一段时间，而对沙盘作品进行回顾也是比较合适的。只有当治疗不管出于何种原因结束后，我才会把照片复制一份给沙盘游戏者。

在对沙盘场景进行解释时，贸然假设某个沙具的含义是比较

荣格学派沙盘游戏疗法

THE SANDPLAY THERAPY

---

① 1英寸约合2.54厘米。——译者注

容易引起争议的，也是分析师面临的真正危险。治疗师对于建造的顺序或沙具的含义的未加证实的假设，很快就会被病人纠正，或者全盘否定，因为病人可以按照自己的意愿来解释沙盘场景。由于我的沙盘工作是在一种非指导性的氛围下进行的，所以病人对于那些象征的意义会相对地保持在无意识的状态，而我可以在内心对这些象征意义做出解释，这为沙盘游戏本身赋予了极好的投射的力量。而病人在治疗过程中则继续以一种自发的、非防御的方式使用沙盘。

关于不要假设知道来访者所表达的意义这一点的重要性，洛温菲尔德饶有兴趣地写道：

> 一个游戏王国创造者，站在打开的抽屉前——抽屉里放着许多不同形状、不同大小的房子的模型——拿起一个中等大小的房子，并把它放在沙盘中平展的沙子上。对这个拿房子模型的个体来说，这个模型可能代表"一个房子"，但是同样也可能并不代表房子之类的东西。它可能只是他所能发现的能够代表"安全""在观察之下""城市生活的限制"或"家庭"等概念的最接近的物品，或仅仅是一个大小、形状都合适的长方形物体，他可以把它当成一个基座，上面放一个骑马师构成一幅雕像。

(Lowenfeld，1979，p.255)

说到不要过多地解释，洛温菲尔德还写道："仅仅是制造一系列游戏王国，并把它们记录下来本身就会使一些儿童的困扰或不适状态得到改善。"我再加上一句："包括一些成年人。"

沙盘的空间有一定的界限，这既可以使游戏者的幻想有所节制，限制在边框之内，又可以使之在边框内自由驰骋。这种自由但却受保护的空间是治疗情境本身所提供的保护和自由的补充。

在这自由又受保护的空间内，最重要的因素是病人进行沙盘游戏时的体验。病人通过建造游戏王国来亲身经历（live through），治疗师则陪在一旁体验着"就在那里"（being there）。从性质上来说，这种"亲身经历"与言语治疗的时间中所发生的没有不同，但在沙盘游戏治疗中，在面谈结束之后，这一过程仍以一种客观的形式独立地存在着。有提供抱持的氛围的分析师在场，这一过程是属于病人自己的，本质上独立于任何理论，也不同于那种严肃的涉及创造性想象的游戏形式。

按荣格学派的观点来说，沙盘游戏映照的是"永恒儿童"（Eternal Child）在玩原型的游戏。随着时间的推移，这给意识带来一种对内在儿童以及对儿童原型的全新觉察。荣格曾用儿童原型作为心灵的整体性的表达：

> "儿童"就是被抛弃的、被暴露的一切，但同时又具有神赋予的力量。以微不足道、怀疑的状态开始，以凯旋的姿态结束。男人心中的"永恒儿童"是一种无法描述的体验，是内在的不协调、残缺，但又是神授的特权。
>
> （Jung，1959a，p. 179）

荣格与弗洛伊德决裂后，他遭受了一段时期精神上强烈的不适：他决定尝试恢复孩童时代经历过的富有创造力的生活。他回忆起 10 岁或 11 岁时玩积木的情景，于是他开始每天中午和傍晚在他位于库斯纳赫特的家附近的湖边玩建造房子、城堡和整个村庄的游戏。所以，荣格和某种形式的沙盘游戏具有一种历史的现实性。通过把记忆和梦与童年的联想结合起来，荣格被带回到童年时未完成的事业和他自己个人的神话当中，而这些感觉在他追随弗洛伊德的日子里已然丢失多时，甚至在他们的关系亲如父子时也是如此。

我追寻自己内在意象的岁月是我生命中最重要的时光……后来的细节仅仅是对从无意识里迸发出来的素材的补充和澄清，它们一开始淹没了我。这些原始素材（prima materia）是要花一生时间去工作的。

（Jung，1961c，p. 199）

　　幻想，作为心灵特定而自发的活动，像机体的每一个其他重要过程一样，是永远具有创造力的。荣格提到了它的四种功能：

　　通过幻想，每一个心理功能都与其他心理功能密不可分……［幻想］是所有可能性之母，就像所有的心理对立面一样，内部世界和外部世界可以连接成一个有生命的整体。幻想曾经是并且永远是一座桥梁，把互不相容的主观与客观、内倾与外倾连接起来。通过幻想，所有的机制可以被统合起来。

（Jung，1971，p. 52）

　　通过第一次在沙子上玩建造游戏，通过积极想象，荣格推动了一个持续不断的心理过程，这一心理过程他在他自己以及他的病人身上都观察到过。荣格写道："想象这一创造性活动把人从'不过如此'（nothing-but）的态度的束缚中解放出来，并把他提升到了游戏者的精神层次。正如席勒（Schiller）所说，一个人只有在游戏的时候，才是一个完全意义上的人。"（Jung，1954b，p. 46）

第二章　在入口大厅

在我之前出版的一本书中，我从心理学的角度描述了游戏。谈到游戏在沙盘游戏治疗中的具体作用之前，我想先引用一下有关游戏心理学的背景资料。在论述游戏的治疗作用之前，从广义、本质上理解游戏领域是很重要的。

游戏是童年期的普遍元素。游戏是一个独立的概念，不能够简化为关于宇宙的任何一种社会心理学观点，或文明的任何一个阶段。游戏这一元素存在于所有文化和所有已知的历史时期当中，可以把它描述为一种超生物的形式（suprabiologcial form），社会通过游戏表达它对生命和世界的解释（Luria，1966）。

为什么游戏能够教化文明？游戏元素为文明引进了一定的规则和公平竞争的概念，这使得文明有了预想的限制和对自身的某种掌控，而正是这些限制和掌控使人们能够理解个人的品行在任何文明中都必须保持在一定自由的可接受的范围内。

游戏的一般特征是紧张和不确定性。"我们会赢吗？这次能胜利吗？"这是在玩纸牌或踢足球、填字或射箭、摇拨浪鼓或伸手够自己的脚趾等游戏时不确定的因素。在游戏的世界里，如果规则被违反，整个世界就坍塌了。同样，如果当前法律保障的民族主权被践踏，国家之间就会发生战争。

人们认为游戏既是一种生理现象，也是一种心理反应。这些看法忽略了游戏中"身处游戏当中"（at-playness）的方面，即为游戏的行为赋予意义。如果实验者把游戏看成是定量的时，游戏的乐趣很少能被测量。在某些类型的游戏中，也许能看到生物学上的功能。生物学的取向假定游戏必须服务于某种"并非游戏"的因素。与之相关的理论提到精神发泄的需要、有害冲动的宣泄、愿望的达成以及激励个人价值感的途径等。这可能涉及通过模仿、实验、同化和竞争等过程，使多余的能量得以释放。

游戏和严肃认真之间的对比是流动变化的。维果茨基（Vygotsky，1962）认为对非常年幼的儿童来说，认真地游戏意味着他没有把想象的世界与真实的世界相分离。从这个角度说，游戏的方方面面都是非理性的。一场游戏能代表一场竞赛，或者会变成一场最能表征某一事物的竞赛。鲁利亚（Luria，1966）和皮亚杰（Piaget，1951）都一致认为，游戏是学龄前时期儿童发展的主要源泉。

提到游戏时，最重要的是注意游戏对早期的自我加强（ego-strengthening）是多么有用。儿童通过调节自身适应外部环境，同化经验到意义里去，假装并试图掌握成年人的情境。游戏是在行为被充分组织以前出现的一种活动，这说明自我的各个方面还未得到充分发展。通过对环境的认识，作为经验的重复和象征性幻想的交流方式，游戏可以是对生活的一种准备。象征性游戏具有同化作用，因为它依据已部分被掌握的象征符号和意象来组织思维。随着时间的流逝，通过象征性的游戏，儿童以自我为中心的立场发生了转化，他能够越来越准确地表征现实。随着儿童更好地适应现实，游戏变得富有建设性，儿童在最终进入学校生活的舞台后，就逐渐很少自己一个人玩了（Millar，1968）。

把游戏看成可以改变缺少刺激或单调状态的方法的观点认为，更多的自我经验的建立需要控制在最适宜的刺激量中。但是，最适宜刺激的概念有很广的应用，因为每一个婴儿的新陈代谢和环境的刺激水平存在着很大的差异。对儿童来说，在其内部和外部的现实当中，游戏在不断地挑战他的自我，如通过游戏的直接性、注意力的集中，以及从事其他形式的游戏或非游戏活动。游戏相当于儿童自己非常私密的以自我为导向的世界，因此是在早期就整合在自我周围的强大聚合物。随着儿童的成长，他通过游戏的最近发展区来学习：想象的东西经常接近现实的记忆，自主的意愿可以与真实的生活计划和有意的动机的构成结合起来。通过创建想象的情境，抽象思维得到了发展。当这些抽象概念以规则来表达时，在学龄期间就会形成对规则的理解，之后就会对工作和游戏之间做出区分。游戏是工作的开场白。年幼的儿童有着许多无法实现的倾向和渴望。3岁以前，婴儿想得到即时的满足。可以说游戏就是在发展中还未实现的倾向开始显现这个节点上被发明出来的。小婴儿感兴趣的事物，那些蹒跚学步的大婴儿已经不感兴趣了。皮亚杰把游戏的过渡特性（transitional nature）描述为童年早期由于情境受限和不受真实情境的限制而产生的游戏念头之间的媒介物。对于游戏规则，儿童可以自己制定而不受成年人单方面的影响，或者与父母共同制定。自由选择的游戏规则包括自我限制和自我决定。由于这一原因，自我变得相对化了，并与游戏之间产生了紧密的发展性关系。

（Ryce-Menuhin，1988，pp. 224-226）

维尼考特（Winnicott，1971）在描述婴儿第一次把喜爱的物品如玩具熊等作为一个过渡依恋物（transitional object）来使用时指出，婴儿第一次拥有"非我"（not-me）的东西时，便开始了第一次深刻的游戏体验。在这种转化之前，婴儿玩玩具时，就像他们是与母亲融合在一起的一样，玩具没有被感知为一个独立的物体，甚至不能与婴儿自己的身体区分开来。当婴儿第一次感知到母亲是独立存在的时，作为过渡依恋物的玩具象征着在这种新的分离状态下母子之间可能的联合。在婴儿早期对玩具的刻板化，即表征婴儿身体的功能或了解环境现实的基本实验之后，这为游戏的领域带入了爱的特性。现在，婴儿体验到了比本能的满足更多的事物。儿童通过富于想象力地运用他的分离体验，并把这种体验放置到游戏的心理领域，开始感觉到自己在活着。当一个儿童把这种游戏体验作为证明自己"活着"的一个部分时，他就正在经验中构建起一个"我"的范围和"非我"的范围。现在，婴儿开始有意识地发挥正常功能，建立与父母、家人相关的内部和外部连续一致的自我体验，同时包括关于游戏伙伴或其他观看游戏的人的一般动力学的连续一致的自我体验。现在，儿童开始创造性地生活并感到自己与游戏对象紧密相连并融入其中了。

从这种体验的深度来说，可以说沙盘游戏疗法正是根基于此种体验。那些需要在体验的基础上重塑信心的病人能够接受这一疗法。沙盘游戏治疗的过程正是童年时代的游戏带给他们的那样。他们需要重新检验（或发现）分离和独立是怎样进一步帮助他们的。这种与可以说是迫害性的或部分属于迫害性的心理现象相分离的需要，让人想起在早年游戏时儿童第一次从照顾者对游戏的影响中摆脱出来的情景。然后，儿童会发现一个独立的、自由的游戏活动。

当病人（无论多大年龄）和他的生活感受（包括个人的心理现实和真实的客观世界）之间的信任被打破时，利用在沙盘里自由游戏的空间这一潜在可能性是很有价值的。沙盘游戏能给个体的存在带来新的转变，即开始个人的创造性的生活。沙盘变成了个人与普遍环境之间的潜在空间。而个人的环境与普遍的环境最初都与母亲的爱相结合，而最终则与母亲的爱相分离，如果来自母亲的信任和自信足以能使人体验这一历程的话。

那沙岸的意象与此何其相似，沙岸从母性的海洋中升起并引领我们——作为一个过渡的区域——穿越海岸线到达坚实的陆地。沙及其在沙盘游戏中作为大地媒介的用途是很重要的，就像深深的海底中天然的转化物质，它们从海里升起时，与意识的陆地风景接壤。而进一步自我发现基础上的自我意识之路，正是通过病人在沙盘游戏中创造的意象实现的。在沙子中工作，沙似乎是大地之母，一个人早年受到可信赖的父母的照顾的体验会伴随着再度出现。如果这种体验没有出现，治疗师就会被沙盘游戏者当成一个希望中的可以信赖的人。治疗师对病人的关注不是让病人产生依赖，而是治疗师必须出现或能够坚持守在一旁陪伴沙盘游戏体验的过程。这能让治疗师对病人感同身受，并陪伴他度过一段时间的心理旅程。

治疗师通常以一种非言语的形式给病人提供一个安全的空间，这可以给沙盘游戏者即病人提供一个从对治疗的依赖转向自主的机会。病人建造一系列的沙盘场景，这些沙盘场景随后会由病人和治疗师一起给予解释和评价。通过这样重复的过程，这样的转化就会出现。

治疗师和病人共同解释，就把"我"和"非我"的概念引入了工作当中。对沙盘游戏者来说，自己的观点是"我"，而治疗师的观点是"非我"；对治疗师而言，自己的观点是"我"，而病人的观点是"非我"。这使得在解释的时候病人和治疗师之间会发生强烈的移情（见图2-1）。

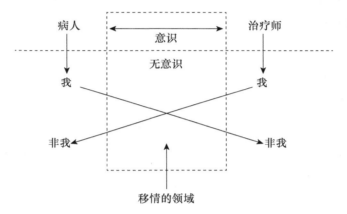

图2-1　分享解释的动力学领域（被视为
沙盘游戏疗法中移情的关键）

在这种共享和移情的解释范畴的权限内，最初的沙盘游戏构造保持非言语的状态是很有帮助的。我强调这一点是因为，如果把沙盘场景创建体验为只是来自病人的"外在"和他自己的主观感受，那么病人只能采用分析师的解释角度。由于沙盘游戏所建构的对分析师和病人来说都是可以看得到的具体、客观的意象形式，所以语言不应该混淆（重叠、掩盖、肤浅地加工、扭曲）那些原始材料——沙盘意象始于非言语。这意味着只能在沙盘意象完成之后给予一些模糊的解释。这样做有助于避免言语治疗中经常出现的情况：在对话一开始就出现了误解。

在沙盘游戏治疗中，眼睛追随着意象，沙盘作品完成后耳朵聆听着治疗师和病人之间解释性的对话。这能够区分大多数人对意象的描述中所固有的眼-耳的混淆（专业音乐人士都知道，音乐会上大多数的听众是在用他们的眼睛"听"！）

沙盘游戏中另一个重要的因素是：当带着认真的精神去游戏时，一个人会感受到与生俱来的自由感（从"自我"的角度）。沙盘游戏中成年人恢复了自由游戏的想象力，其潜在的意图则是自我表达。在创造性地建造一个沙盘场景时，意象是一步一步形成的，而不是一下子变成最终"成熟"的样子的。这使得许多防御机制自动瓦解，而不是费力被攻破（言语世界中这种情况经常导致自发的幽默。）在沙盘游戏的非言语世界中，使用物品建造环境是轻松、容易而随心所欲的。挑选一个沙具或用其他物品来代替是非常简单的。在沙子上构建一个场景相对较为快捷，当意象在创建过程中发生变化时，可以即刻使用联想的观点和意象。然而，加速完成一个想表达的意象时，仍然需要小心谨慎，以平衡在沙盘游戏空间打开的无限可能性。这可以避免即时满足，而退行到最早的婴儿状态只会在很少见的情况下发生。

退行确实存在，它出现在创造性冲动的游戏区域或过渡区域，因此当沙盘作品完成后，大部分的退行元素就可以在最终的沙盘场景中被再次表达出来。这本身就是一个从"部分"流向"整体"的治愈和整合的体验。

我认为出现的部分退行是一种无目的的状态，正是这种无目的的状态使得早年未被解决的心灵冲突和焦虑得以化解。这种更为放松的、游戏性的同时又需要集中精神的状态并不能迅速实现，而言语治疗中通常可以快速达成。有时沙盘游戏可以使问题远离言语的防御而得到即时的表达，而这些问题如果在治疗中不能被早一些表达，就会阻碍治疗的进程。

病人非常有意识地抱有某种目的时，就会出现强烈的焦虑，而这种焦虑正是治疗想要减轻的。如果在病人的生活经历中，信任感的缺乏是一个潜在的消极力量，沙盘游戏治疗中前言语表达的自由特性——把各种成分联系起来而不"予以命名"——与试图用言语来表达早期的防御-冲突状态的挑战相比较而言，就显得轻松多了。沙盘游戏者经常无意识地在沙盘中直接摆放客观-主观的"童年场景"。这可以揭示那些对治疗师掌握整个情况非常重要的复杂的分析材料。当在言语上对分析师的信任可能永远达不到时，病人可以无感觉甚至是无秩序（参见 Ryce-Menuhin，1988，chapter 7）地信任沙盘，或至少在不太长的时间里是如此。治疗师绝不能把秩序强加到这种创造性的无序状态中，而应该只是等待进一步的沙盘游戏过程开始安静地、无意识地揭示出可行的心理模式，以便做出可能的解释。

游戏涉及的生理和心理活动可以把自我的冲突"堆放在一起"，为自性奠定新的感觉基础。沙盘游戏中，游戏的身体感觉是十分重要的。手放松地触摸或抓起或干或湿的沙子，在上面一个一个地摆放上小物件，并构建起一幅场景。你可以在沙上或水中触摸、抬高、放置、移动这些用木头、黏土、石膏、塑料、金属、石头、羽毛、橡胶等材料制造的小物件，这本身有助于建立一个短期而灵活的目标。与无所不能相对立，这个目标只是在一小时的治疗中完成沙盘游戏即可。这种不着急的状态有助于沙盘游戏者保持安静、放松，集中注意力，允许模棱两可的材料出现并影响沙盘场景的构建。通过沙盘游戏使身体放松而消除防御，不需要技术之类的东西。这具有无可比拟的重要性，可以使病人放松，进入创造性的表达模式。在如此自由、不受拘束的状态下，只有那些受过良好教育、比较精通文学的病人才能获取与之可匹配的言语意象。

病人创建的场景-意象能够以非言语的客观性来反映沙盘游戏者在该次面谈时想要表达的东西。在对这种场景的反思当中，可以总结在那一个小时的面谈中创建意象时的交流情况。在沙盘游戏的那个阶段，在正在进行的沙盘游戏过程中，治疗师可以把这种反思作为自己的材料接收下来。取决于治疗师评估在治疗的那一个时刻是否需要，他可能会也可能不会在治疗面谈中进行言语的交流。病人的创造力绝不能因为治疗师"知道"得太多太快而受到损害。在沙盘游戏过程中，治疗师要有耐心，要给病人时间和空间来在沙盘游戏的道路继续工作，并在以后的治疗中创造出更多的场景。治疗师永远不应该低估沙盘游戏者在表达力度上的脆弱性。心灵——裸露的心灵——在一开始可能只需要观察，而不要盲目地给予解释。下面我将从我早期的著作里引述有关原型的理论。论述虽然难懂，但是读者可以从理解荣格学派的学者们如何思考和解释原型意象中获益。没有象征性的解释这一范畴，我不认为沙盘游戏会以其最有效的方式得以解释，产生疗效。因此，治疗师的专业技术应该包括有关荣格原型理论的系统而又完整的知识，这是最重要的。在描述原型意象的本质上，记住这点非常重要：

在心理科学中，认知的主体和客体具有相同的本质，也就是说，两者都是由一个且同一个心灵以心理学的方式来解释的，然后也是从心理学的角度进行研究的。可以说，任何或者所有的心理学都必须分享这一解释上的挑战。荣格得出结论：在因果关系以及意识和个人无意识中已证明的时空之外，一定还存在着一种超越心灵（transpsychic）的现实，或称为集体无意识，在那里时间和空间具有相对性。物理学已经发现了亚原子运动过程的不连续性，现代科学也遭遇到时间和空间的相对性的问题。

　　分析心理学的形成主要是荣格的贡献，其他人也在1961年荣格去世以前及以后的日子里进行了更广的拓展。分析心理学主要以研究原型为基础。荣格心理学有一个独特的研究对象和自己的研究方法。这个对象就是"客观心灵"，荣格最初用它表示集体无意识。这部分无意识的内容与压抑到"个人无意识"中的个人材料有着本质的不同，因为个人无意识的内容是意识的立场所不能接纳、不能容忍的东西。个人无意识是弗洛伊德在他的无意识理论里所强调的方面。然而在客观心灵或集体无意识中，还有另一种表达原始集体形式的素材，它会影响意识素材的体验方式。荣格曾把它比作水晶："这些原型的形式也许可以比作具有通透性的水晶的轴线……在饱和溶液中形成结晶，本身却不具有物质性的存在。这种存在起初被证明是离子的轨迹，然后又被认为是分子的自身排列。……轴线决定的……仅仅是立体的结构而不是……单个水晶的具体形态。……与此相似，原型所拥有的……是意义不变的核心，只在原则上而不是具体地决定着它的表现形式。"（Jung，1939，p. 79）荣格认为这种无意识的素材从本质上来说是客观的，因为它在意识中的意象是能够被研究的。当集体无意识的方面变成意识时，它们可以作为客观心灵的元素被加以讨论。荣格把心灵看成是和外在物质世界一样的适合进行科学研究的客体。原型或知觉的普遍模式在定义上与术语"原型意象"是明显不同的。"原型意象"指的是象征的表现形式，是对原型的形象化的表达："这些属于意识的可知领域，它们以类似的母题出现在世界

各个角落和所有时代中的神话、传说、梦境以及幻想等当中。"（Jaffe，1972，p.51）

1936年，荣格在伦敦的贝德福德学院（Bedford College）提交了一篇论文（后来在1959年发表），其中他阐述了他的集体无意识的观点。原型本身在集体无意识中是一个不可知的因素。原型是原型意象和内容的基础，并把原型意象整理成典型的意象并加以分类。这种结构要素可比作生物学上的"行为模式"。"行为模式"也是重复出现的典型生活场景的基础，如出生、变化、疾病、爱与死亡等等。集体无意识的现象，不像被压抑的材料，它是超越个人的；不像曾被意识到的被压抑的内容，它以前从来没有被意识到过，而是从集体无意识中涌现，作为新的内容进入意识，并以意象来表征的。"集体无意识的假说并没有多标新立异，就像假设本能存在一样。"（Jung，1959，p.44）本能在功能上同样是无意识的，是超越个人因素的。

有关集体无意识及它的组织结构——原型的理论，是基于这样的假设：人的心灵的基本结构是相同的。荣格认为，如果我们能够消除意识，那么人与人之间（在原始的无意识心灵内容上）就几乎或根本没有任何差别了。因此，荣格假设了一个未知的"X"，一个在性质上类心灵（psychoid）的原型。它是无意识的，有一个假设的重要原则用以指导有机体的行为，意识就是从中产生成长的。当它以意识的形式出现时，它就表现为原型意象，被看成是本能的心理表征，并把本能转化为意识经验。

荣格注意到个人无意识和集体无意识的差别，批判了弗洛伊德对莱昂纳多·达·芬奇的画《圣安娜与圣母子》

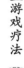

荣格学派沙盘游戏疗法

（*St Anne with Mary and the Christ Child*）的解释。其根据在于：莱昂纳多的生命中曾有过两位女性，担任他的母亲。荣格在《转化的象征》（*Symbols of Transformation*，1956）中一篇名为《双母》（Dual mother）的论文中写到，双母的主题流传很广，有重生、双重血统或两次新生等母题，其中文化的英雄有两次出生，一次是人性的，一次是神性的。荣格举例来扩充这一观点，引用的例子有大力士海格力斯、法老和耶稣的神话：重生的仪式被用于文明开端的医学治愈当中；它能够在神秘主义和婴幼儿期的幻想中找到，是中世纪神秘哲学的一个核心概念。荣格得出这样的结论："所有相信自己具有双重血统的个体在现实生活中真的拥有（或体验过）两位母亲，这是绝对不可能的……"（Jung，1959，pp.45-46）他还指出，有些病人用神经症的形式欺骗自己说有两位母亲，这样的神经症不是个体的而是集体的表现。

　　1908 年到 1910 年间荣格开始在自己的著作中构想其原型理论，此时，他正遭遇到病人的无意识内容抵制被整合进意识的情况。这在病人的梦境、症状以及幻想中可以很清楚地看到。荣格习惯了从病人那里接受他作为内科医生的原始动机的投射，包括把医生投射为术士或魔术师。这些原始意象（primordial images）——这个名称是荣格从雅各布·布克哈特（Jacob Burckhardt）写给学生阿尔伯特·布朗（Albert Brown）的一封信（大约 1855 年）中引用来的，信中浮士德和其他"真正的神话"第一次被描述为"原始意象"——被看成具有四种有规律的表现特征，荣格认为它们是：在各种族中普遍存在并重复出现的，在种族内恒久不变的，具有与其他意象相区别的原型意象的令人着迷的有效性或神秘性，符合每一个个体生活中的规律性。

拉丁文中，"arche"是指开端或起因，"type"是指印刻。"从宗教的角度理解，印刻就是印刷机的工作；而科学的角度则认为是未知或无法理解的内容的象征。"（Jung，1969a，p.17）荣格并不是第一个论及原型意象的人。在《会饮篇》（*Symposium*）中，柏拉图描述了意象、图式以及诸如普遍知识等遗传功能的可能性，并认为它们是与生俱来的。在民族学当中，阿道夫·巴斯蒂安（Adolf Bastian，1860）是第一个关注某种"基本"观念普遍发生的人。休伯特和莫斯（Hubert & Mauss，1898）把先验的思维形式（a *priori* thought-forms）叫作"范畴"（categories）："它们一般存在于设想之中，掌控着意识，但其本身却是无意识的。"

荣格认为，新生婴儿的心灵是一块白板（tabula rasa），在感觉上一片空白，没有任何东西存在，这一假设是不正确的："孩子一出生大脑就存在差别，这是由遗传预先决定的，因此，并不是个性化的，它遇到外界的感觉刺激时采用的不是一般的性向（aptitudes）而是特定的性向。这样，就产生了不同的个人选择和喜好方式。"（Jung，1959a，p.60）荣格在提及儿童原型（child archetype）时发展了这一观点："并不是已知的世界告诉我们他［澳大利亚土著居民］的无意识，而是心灵的未知世界，我们知道它依据自己的心理假设来镜像反射我们的经验世界。……原型不会从物质的事实中发生，它是描述心灵如何体验物质事实的……"（Jung，1959a，p.154）

原型包含很多神话性质的事实，有数不清的中心和结点。这些基本的集合体用相同的观念和功能一次又一次地展示着自身。其中一些原型是"阴影"（shadow）、"智慧老人"（wise old man）、"大地母亲"（earth mother）和"永恒儿童"（puer aeternus）。最好是通过隐喻来描述它们。原型在文化人类学的层面以神话形式出现，当意识最薄弱、最受限制，幻想会超出外部世界的事实时，它们的作用是巨大的。"……这种情况毫无疑问会出现在儿童身上。……神性会合（或男女交合）的原型形式首先掩盖并同化了真实父母的意象，直到随着意识不断加强，父母的真实形象才会被觉察——这经常令孩子们感到失望。"（Jung, 1959a, p. 67）

心灵被看成是自我反思的系统，无意识具有补偿的能力，可以纠正在意识的适应中出现的缺陷。

分析心理学的技术就是找到使集体无意识的内容提升到意识层面并对其意义做出解释的方法。自由联想和梦的分析的技术闻名于世，在此无须详述。而荣格学派所使用的积极想象技术由于未被广泛了解，所以需要做更多的描述。如果一个人的想象力自由驰骋，他就可以创造一场戏剧，在其中或表演，或舞蹈，或幻想。这也可以通过泥塑、沙盘游戏、绘画、雕刻和素描等媒介来表达。在解释这些包含象征性的投射的材料时，必须通过类比的方法将它们扩充（amplification）：荣格运用远古时代的知识和观点来说明现代人的无意识产物。用类似的方法，埃及手稿的含义也通过参考出现在后世语言的象征表达中的古物的考古发现而被破译。荣格学派的学者运用这类的洞察和扩充方法来解释梦和幻想中产生的象征。很明显，荣格阐述的无意识理论和对无意识的解释与弗洛伊德的完全不同。弗洛伊德认为无意识是幼稚（infantile）的现象。我说的幼稚是指属于一个人婴幼儿时期的意识，在发展上局限于此时的心理内容。福德汉姆（Fordham，1944）用一个有趣的类比指出，在生理学上没有人会因为成人和儿童都有心脏，就认为心脏是幼稚的器官。在追溯成年人幻想的孩童式的根源时，弗洛伊德学派的学者们会把这些经验仅仅看成婴幼儿时期的残留物吗？

正是在幻想这一点上，弗洛伊德和荣格及其所属"学派"分道扬镳。荣格声称，整个幻想世界不是幼稚的。根据福德汉姆的类比，幻想的成分是人类的一般属性：心脏是各个时代人类共同的器官。"梦和幻想的无意识基础表面上只是婴幼儿时期的回忆物。而现实中，我们与原始的或远古的思维形式是有着千丝万缕的联系的。这种原始的思维形式由于以本能为基础，在儿童时代比以后的其他年龄阶段出现得自然更为清晰。"（Jung，1956，pp. 28-29）这些远古的思维形式可能包含个人的因素，但是非个人的动机可能也有重要意义（McGuire，1974：见荣格于1909年11月15日、1910年1月10日和1910年1月30日致弗洛伊德的信）。荣格认为，在神话、传说和民间故事中存在永恒的动机，包括不断重复的主题，都指出，存在所有人类共有的象征。这使得他假定，无意识心灵中存在非个人的核心过程——在集体的原始模式即原型的基础上，他证实了这一点。

（Ryce-Menuhin，1988，pp. 25-28）

对象征进行工作时，我们需要一种"好像"（as-if）的品质。这样就能开始一个"好像"的过程，以便个人在进行沙盘游戏时可以确立起象征的态度。这个象征的态度指的是在沙盘游戏当中，自我和内在心灵内容之间的联结，可以带来治愈的过程。如果自我以具备"好像"的象征品质的方式来朝向自性发展，就能带来转化。

"超越功能"（transcendent function）是荣格创造的术语，它通过象征加强了意识和无意识之间的联结。这些象征同时暗含着内容和功能、名词和动词、演员和演出的剧本。按照荣格的说法，分析师的工作就是为病人调和其象征的功能，特别是通过梦的分析和对沙盘场景这一"清醒的梦"的分析。这里"超越功能"这一术语仅仅是指这一功能能够帮助人"超越"或跨越现在可能受困的态度或状态（Bradway，1985）。总是存在的危险是，象征的材料萦绕在心灵当中，就像书架上未曾翻阅而蒙尘的书本，或者是以欺骗的、错误的或大出风头的方式而表现出来。当人们没有利用"好像"的象征品质时，这一切就会发生。只有当内在大的心灵系统，比如自性和自我，与心灵中没有那么意识化的阴影部分能够更为充分地整合在一起并呈现时，象征的态度才能在病人身上涌现并成长。

我们应该从何处着手学会象征的态度呢？荣格没有详细研究早期的发展。因此，这里需要回顾维尼考特的研究。大家应该记得，我在本章前面提到过他的"过渡依恋物"理论。大多数儿童会对布娃娃、玩具熊、某一块毛毯或衣物等产生强烈的依恋。这是第一个"非我和非母亲"的产物。这个他喜爱的物体成为儿童协调（或努力协调）现实和幻想、外在世界和内在世界的工具。儿童处理了把自己与他人，特别是母亲相分离的行为。他放弃了全能感，放弃了母子联合体，转而牢牢抓住"过渡依恋物"以求得支持。这是一种想象上的支持，儿童第一次允许"幻想"进入他的心灵的第三个区域——既不是纯粹的外在世界，也不是纯粹的内在世界，而是第三个空间。在这个心灵空间中，游戏、灵感、象征化和创造性都能进入意识的发展领域。随后，在人类的集体表达中，包括艺术、哲学、数学、伦理学、美学、宗教以及文化仪式等，象征通过想象的早期发展，能得到更完整的体现。当自我强大到足以忍受分离，能够自我依赖和区分自己的存在与他人的存在之间的界限时，关心他人的情感就会发展出来。在真正地创造象征之前，一定不能混淆自己与非己。认同需要让位于他人的"好像"表征：相似性与差异性都要同等忍受。

我们主观感知和体验的东西，或意识的原型内容，与事物本身的存在是不同的。由于原型本身被深深地埋藏在集体无意识的底部，所以我们永远无法感知它。只有通过它在意识中的意象，如在沙盘游戏中所描绘的那样，才会为人所知。我们的经验知识总是受到这个先验的认知结构的束缚和制约。

当物理学家探索亚原子运动过程时，他们了解到这些运动过程打破（粒子和波的形式都如此）了所有固定的时空位置。这意味着原子运动脱离其本身的观察过程就无法被观察了。观察改变了粒子的运动。同样，当原型变得意识化，以意象的形式被感知时，它就被改变了，因为当它出现在个体意识当中的时候，它就会感染上个体意识的色彩、氛围或部分的形式。（历史上还从来没有出现过两个一模一样的沙盘作品！）意识和无意识之间有一种不确定的关系。这是因为观察者和被观察者是不能分开的。我们把心灵意象视为"知识"，紧握不放，然而超越的现实是，不管是内在还是外在世界，都是未知的——但从心理上的感受而言，它就像我们自身的存在一样，确定无疑。

在讨论象征时，我们应该牢牢记住这些重复出现、弥漫在心灵当中的主观意象。不管其表象背后的客观现实如何，可能都需要基于经验的深刻反思来进行想象。表象和现实的差异正是象征在其本质上需要维持的平衡。在象征学中，已知的或"感觉到"的本质与仍是未知的现实部分，这两者都是治疗师的解释当中的一部分。荣格经常谈到，他曾遨游在意象的世界，对此他有意识的觉察，但他对原型意象的所有反思都无法触及那未知的本质。

在解释沙盘游戏时，我们倾向于认为象征的意象是有意义的。但记住这点很重要：这些意象对我们而言，其中也有一部分是难以明了的，就像在语言当中也存在着二元性，其象征指向意义，但是语言学上无法理解的依然徘徊在意识的意义之外。

象征是一座桥梁，沟通熟知和陌生的事物。它联结着意识和无意识、具体和抽象、部分和整体。象征还能联结理性与热情、过去与现在以及现在与未来。

非常重要的一点是，在沙盘游戏当中，要用荣格学派的方式而不是弗洛伊德学派的语境来理解象征材料。这是因为弗洛伊德把象征只看成是无意识的防御。他认为自我采用象征是为了伪装记忆、幻想或冲动中具有威胁性的方面。弗洛伊德认为象征总是表征那些被禁止的内容，且象征仅仅是促进了自我能量中被禁止的目标的置换而已。似乎弗洛伊德总是怀着罪恶感在伊甸园外徘徊，只因偷尝了禁果。

荣格认为这些观点过于片面、消极。荣格好像总是在享受品尝意识之禁果的快乐。他指出，弗洛伊德探讨的仅仅是"符号"（signs），而不是象征（symbols），因为弗洛伊德只把象征看成是被压抑内容的替代品。

然而，荣格则把象征看作无意识的天然语言。他写道，象征应该被认为是描述相对未知、复杂的事实的最可行的表达。尽管象征被体验为是存在的，但它还不能充分地被意识所掌握。象征相对未知，但这并不意味着它永远"不可知"，而是指在目前的情况下，象征所传达的事实、关系和情感体验，还不能被不那么复杂的知识构念（intellectual formulations）所承载。

在象征化的过程中，形式与内容相连：物理结构、构图、模式、形状以及平衡都联结着意义。感官的形式表达了象征，而脱离了感官形式的表达内容是不能被人理解的。内容和载体密不可分。

我想以沙盘游戏的沙具库中有可能找到的一个沙具为例，来阐述一下象征学的一些观点。这可以说明在沙盘游戏治疗的工作当中，治疗师必须具备的关于象征的详尽知识。多年以前，国际沙盘游戏治疗学会的创始人多拉·卡尔夫在伦敦的皇家医学协会为分析心理学俱乐部开了一次讲座。我很荣幸做了那次讲座的主持人，并邀请卡尔夫女士到我伦敦的公寓小坐。就在那时，她送给我一件可以在沙盘游戏当中使用的礼物：一条白色的用巴黎石膏制成的双头蛇，其盘绕的圈圈被涂成金黄色。这条普遍的东方白蛇的象征意义可做如下心理解释：一般来说，任何种类的蛇，如果是属于水中冷血的、湿润的元素（如在湿沙盘当中），就象征着大海，或基督教中的约旦河（洗礼圣地）。蛇可以指代前人类的、非个人的和集体的本能，象征着人类的低级灵魂。蛇表征女性原则，因此被认为富有创造力。它们伴随着大地母亲出现（就像多拉·卡尔夫是国际沙盘游戏治疗学会的大地母亲！）。在希腊神话中，赫卡忒、珀尔塞福涅和得墨忒尔都是手臂上缠绕着蛇而出现的；在诺斯替教中，蛇代表着原初的心理-精神物质（特别是脑干和脊髓），它需要从原始、冷血的反射反应转化为更高级水平的大脑分化。

蛇，代表男子气概，也是阴茎的象征。因此，在同时具有男性和女性特点的雌雄同体中，它又成为无意识本身的象征。弗里斯（Vries，1984）在其卓越的著作《象征和意象辞典》（*Dictionary of Symbols and Imagery*）中提到了蛇是怎样表达无意识突如其来的表现的，它"痛苦且危险地干预着我们的生活事件，因此也是无意识母亲意象的表现"。

作为原型意象，蛇还与深度的身心过程相关。它连接着非自主神经系统，当一个心理问题超出有意控制的正常范围时，非自主神经系统就会被激活。结果，颤抖和痉挛就与人类的多发性硬化、帕金森病和癌症等联系在一起。蛇的生物特性导致三种存在水平上的神话投射：它生活在水中、树上和陆地上，水被看成是无意识，树象征着原型，陆地是指可以体验到原型意象的意识。

蛇的毒液同时具有毒性和抗毒性。抗毒性可以抵消毒性的致命作用。因此，在欧洲老药剂师的店牌上，你会看到相互缠绕的两条蛇。蛇的爬行给了它脉搏，每年的蜕皮赋予它周期性的天性。

继续从生理学的联想来看，Kundalini（生命力）是以脊骨为基础的"盘绕之物"（shushuma）。当它通过集中注意力和冥想被"唤醒"时，它就会制造令人困扰的身体症状，如颤抖、摇晃、间歇性抽动等，它们都与蛇的移动有关。人类的脊柱就像蛇一样弯曲。

蛇也象征着无意识的测量和边界。雷神托尔（Thor）曾与蛇搏斗，"尘世之蛇"（Serpent of Midgard）曾环绕世界。希腊掌管时间的神灵克洛诺斯（Kronos）和死神爱翁（Aion），都常被画成蛇。从象征层面来说，蛇意味着僵硬的放松，它们同时也是植物状态下的振动。在埃及，当蛇守护墓地时它就会盘绕起来。

现在我想"重点谈谈"卡尔夫送给我做礼物的双头白蛇，它那盘绕的圈圈是金黄色的。首先，一体两面（double aspect）是指一个原型的两个方面，例如所有原型都具有的毒性和抗毒性、现时性和过时性。在波斯，两条蛇象征着线性的时间和永恒的时间。印第安人的身上有两条蛇的形状的通道，生命力由此上升激发。一条通道代表月亮，为白色，指的是安静的能量和非自主神经系统。另外一条代表太阳，为红色，指的是充满激情的能量和自主神经系统。有趣的是，我那条白色双头蛇有四只大大的红眼睛！我曾提及，两条蛇缠绕于手杖或树上的象征商标常出现在欧洲老药剂师的店牌上。这个手杖是墨丘利的双蛇杖（caduceus），它与阿斯克勒庇俄斯的手杖也有关，他被蛇折磨，蛇给他治愈的毒液。墨丘利的手杖调和两大神经系统以及大脑的左右半球或连接左右半球的纤维通道（像胼胝体）。

性欲的、创造的和工作的本能的动力系统，与身体器官的恢复和维持的内在防御系统相互协调、保持平衡。蛇象征着自主神经系统和非自主神经系统之间的张力。在呼气时，人表达的是自主的或睡眠的状态。在象征意义上，如果两条蛇之间发生战斗，那么在身心上就会表现为：呼吸浅而急促，没有规律，发声困难（见第四章的案例二）。

在这种二元性当中，个体可以感知到通往个人无意识的象征性的大门，同时也能感知到通往自发的思维混乱的大门，例如精神分裂症的成分。这种双重性还具有东方和西方的参考意义。东方通过冥想技术来静心，并通过控制意识心灵来改变态度，这是不够的。在西方深度心理学中，则需要在本能的水平上"祛蛇"（cut the snake），这一点甚至在远古的道家文本中有所提及："静中之静并非真正的静。只有动中之静，才会出现精神的节律，并充盈于天地之间。"当你祛除第一条蛇时，你的存在远不止所剩下的。

现在，再来看看卡尔夫女士送给我的象征礼物的白色的含义：白色是一种降低的意识状态，是冬日的沉睡。在前基督教时代的日耳曼传说里，白色的蛇赋予国王知识，而近乎白色的蛇则被平民占卜者用来在市场上占卜。克里希那（Gopi Krishna，1972）曾写道，在身体里寻找白蛇的意义（而不是前面提到的印第安人信仰的白色通道），与稳定、冷静、超然的心理状态有关。因此在中国，白蛇象征着智慧。伊利亚德（Mircea Eliade，1958）声称，在瑜伽术的最高境界中，达到极限的白蛇效应会引发心的一境性（one-pointedness）：精神高度集中下的血液停滞状态。如果发生了入定的现象，个体就会体验到自己的精神只是部分处于身体当中，同时却能"了解众生疾苦"。这并不是做梦一样的状态，而是有着充分的意识的状态。

多拉·卡尔夫知道她的礼物的象征意义吗？知道。因为对荣格学派的沙盘游戏治疗师来说，他们遨游于沙盘游戏室里的象征世界，就像其他人在外部世界当中遨游，看到的是真实的物体一样。在第四章中，我的个案会说明象征是如何在沙盘游戏的解释中起到作用并给病人带来有益的疗效的。

在本章，我已说明，现实生活中充满了象征。它们有着高效的动力，包含概念层面和情绪层面的价值。象征并不仅仅是某个事物的类比或"对应物"。象征提供了一条接受现实世界的唯一可能的途径，超过了目前历史、科学或技术所能提供的。象征暗示着世界是广阔开放、意义丰富的。它们倾向于把握全面的机体模式：多重联合体（multiplicity of unity）。双头白蛇盘绕成金黄色，是"一"的象征，即一元宇宙（Unus Mundus）的象征，象征着人格的多重可能性的自性化，如墨丘利。因为所有意义系统的根基都埋藏在很深的水平，所以在西方和东方，象征看起来都

"好像"是从同一根源，即我们的集体无意识中喷涌而出的。人类作为一个整体，其象征的活动看起来是一个神话，一种包含人类整体之集体梦境的梦境。在荣格分析心理学中，原型的普遍主题通常以神话、传说、迷信、文化人类学、占星术、比较宗教学、艺术和文明史的意象来表达，它们都具有本质的一致性（essential oneness）。人类的无意识似乎在朝向一个建设性的愿望（如在沙盘游戏中）运动，即"制造"象征。意识心灵的活动有模仿原始观念的倾向，这些观念与生命的形式、牺牲和思考有关，导致象征的构成具有伟大的文化力量——如基督教十字架的意象。

自然和文化的二元性（另一条双头蛇）表明，象征超越了这两个方面。象征把人类觉察中的物质和精神联结在了一起，而地球本身也被看成是上帝的宇宙"沙盘游戏"中的一个象征物！

荣格学派沙盘游戏疗法

第三章 进入接待室

我们现在已经知道，内在非物质的世界可以通过沙盘游戏转换成心灵具体的外在画面。这个转换过程通过给内在的原型内容赋予外在的物质形式，使内在原型内容在象征层面变得具体、客观。病人的直觉与涉及无意识的朝向内在的、非理性的冲动相关，从而得以释放，自性的材料也会随之毫无保留地展现在沙盘游戏中。

根据病人和治疗师共同使用沙盘游戏室的方式，沙盘游戏的过程需要坚持一个仪式。现在我想谈谈这个仪式究竟有何重要意义。

首先，我需要定义一下我在这里所理解的仪式的概念。我想为仪式赋予一个人类学方面的意义。在沙盘游戏当中，我们一直追寻的是对游戏者自性的阐释和获得自我了解。这可以被认为是进一步自我实现的起点。在寻找一个词（但不是自性）来表达沙盘游戏的仪式对人可能包含的整体性意义时，我在美拉尼西亚的利福语（Lifou）中发现了"ewekë"一词。Ewekë 意指人的象征层面，包括他的思想、行为、动作以及谈话等，这些都与他自己的神话、自身的存在和自身的自性状态有关。

利恩哈特（Maurice Leenhardt）在一本关于美拉尼西亚人的书中这样描述 ewekë：

属于人类的一切都是 eweke：他的口才，他用的物品，他创造的东西，他拥有的个人权利，以及他的工作、言语、财物、花园、妻子、心理的健康和性。所有这些都是人类象征性的表现。……这是人和事物之间极为细微的差别的表现……

(Leenhardt，1947，pp. 172-173)

当一个人开始与自性发生一种新的关系时，他需要用仪式来容纳涉及理解力的转化力量。在特定的体验的仪式时间里，一个人的存在就变成了沙盘游戏。基于这一原因，沙盘游戏需要一个容纳的仪式，该仪式就是我现在想要加以描述的，它可以保持个体在创造沙盘过程中经验的 eweke（完整性）。

为了在沙盘游戏的进程中营造仪式发生、重现的气氛，需要有一个特别的地方来开启入门的仪式。一个专门的沙盘游戏室，与言语分析咨询室区分开来，是绝对必要的。非言语和言语两种方式，由于它们的仪式要求不同，所以需要有各自独立的物理空间。

进入沙盘游戏室，你会看到木架上有很多色彩斑斓的可用的沙具，它们以物质的形式表征着人的心灵世界。令人奇怪的是，人们即使是第一次见到这些会激起回忆和想象的刺激物，也不会表现得过于激动（除 5 岁以下的儿童外），因为它们代表的是现实世界里为人熟知（能看得到）的东西。经常有人问我，这么多的沙具会不会使病人感到无从下手，或会不会使沙盘场景解释起来太困难。我认为恰恰相反：所有的病人，除了大脑受到物理损伤的以外，他们在 3 岁半时就已经建立起与丰富多彩的物质世界的联系了。至于那些未知沙具的刺激（架子上可能也有），则是自我表达的愿望和必需的补充。这对成人完全适用，对儿童也是如此。

当我们开始使用物质的沙具在沙盘上建构心理的场景时，有大量的沙具可供选择，就像万花筒一样存在着无数的可能性。我完全不赞同有些分析师在沙盘游戏治疗中仅提供很少的沙具的做法。在游戏疗法中，如果只能用少量的物品来表征丰富多彩的内在世界，那么治疗的气氛是枯燥无趣、空洞不自然的，这是那些分析师们肛门期滞留人格的病态表现。我认为少数简化主义的分析学派营造这种气氛是胸襟狭窄和有虐待倾向的，他们是如此害怕自性这一自我表达的最终载体。我们不能否认自性在治愈心灵创伤中的作用。自性，通过先验原型的丰富性，普遍来说是一个多样化的心理实体，甚至在那些家境贫困、缺少刺激并受到伤害的儿童（包括自闭症儿童）的想象性游戏中也是如此。这些儿童也喜欢用沙盘世界里丰富多彩的沙具来寻求自我表达。你不能把这些先验的原型遗产"简化"到只用很少量的沙具来表现，即使一个病理学意义上的病人在一开始可能还不会用到这么多的沙具，或还不能更多地了解这些沙具的可能用法。从退行的角度来看，甚至婴儿在出生前经历的子宫生活的各种变化也都具有许多不同的特点，如果在沙盘游戏中提供的象征性沙具太少，不能充分、完全地表现它们，则对心灵本质是一种深远的精神上的侮辱。对病人来说，这也是与生俱来的侮辱。我完全拒绝一些弗洛伊德学派和克莱因学派的游戏治疗师所奉行的简化主义中的限制环境的做法。他们仅仅给儿童提供 3 个到 7 个玩具，作为心灵特定世界的亵渎的、操纵式的、病态的表征。即使是那些处于饥饿、死亡边缘的埃塞俄比亚儿童的心理世界，就原型意象这一项而言，通过天赋的外在和内在想象环境，也比他们所提供的丰富多彩得多。

当一个沙盘游戏者，不论年龄、背景如何，默默地注视着架子上的沙具时（我提供了大概 1 000 个小沙具），那些会与他的心灵"做出回应"的沙具会被挑选出来，用于创建沙盘场景。我只是粗略地对这些沙具分类摆放，有时候并不能放回原位，而是允许沙具架看上去很自由，稍显凌乱。"一切都要打扫得干干净净"、禁止沙具架显得自由凌乱，是肛门期人格的倾向，我是在有意避免这一点。我们普通人的超我已经发展到了一定的程度，那是我们心灵中的权威自我层面规则的投射，它更需要宽松的而不是完美规范化的状况。然而，广义上说，我又确实把沙具放在基本相同的位置：人和人在一起，树和树在一起，动物和动物在一起，住所和住所在一起等。这在实际的沙盘场景创造过程中有利于但又不会限制病人聚精会神时想象力的发挥。

我相信，心灵的丰富性需要很多的沙具作为我们共享的心理世界的部分表征。如果病人想要使用它们，它们应该随手可得。毕竟，一个抑郁的病人在黑暗期得到的能量不足以应付内在或外在的世界时，将只会看到他所能看到的。在临床上的抑郁期间，病人需要大量的睡眠，以避免外在世界的能量需求，这是抑郁的心灵无法满足的。沙盘游戏室再一次反映出真实的世界：抑郁的病人可以通过根本不选择任何沙具来反映其内心状态。而选了沙具，可能会导致错误地反映他在那个时刻的心灵状况。

二十年前，我跟随多拉·卡尔夫创建了一系列沙盘场景，以治疗自己的抑郁状态，其中有一个是干沙盘。我只是在抚平沙子，直到表面像沙漠一样没有任何褶皱。那时，我身上本来就很少的心理能量也流失了。我没有选择任何沙具放在沙盘中。卡尔夫说，一个当时住在她家的中国西藏喇嘛也摆出过这样的沙盘场景。在那次沙盘游戏之后，我又开始使用沙具了；几个星期后，困扰我两年的抑郁开始减轻。那个关键时刻——心理能量的停滞期——会在静止的沙盘场景中体现出来，然后心理能量又会开始蔓生。

沙盘游戏揭示了隐藏的节奏，那是心灵发展的步伐，不管是病理学上的治愈，还是随之而来机体的自然发展。它是心灵最佳的映照。有这样一个力量强大的非言语的媒介可作为平衡因素来进行修复心灵的心理治疗工作，却依然局限在仅仅使用言语，这是多么遗憾的事情。

沙盘游戏这种非言语的仪式，不论是对男性还是对女性而言，都是通往女性原则的途径，这是有一定道理的。从女性特质的普遍意义来说，沙盘游戏分享了这样一个活动过程：接受一个概念，并运用知识来吸收它，同时允许它成熟起来。这需要时间，需要耐心忍受，不能用外力强迫。这一过程不需要意志的努力，而男性特质则倾向于习惯性地从心灵中提取能量来做出意志的努力，并认为这是必不可少的。女性特质是沉思和专注的结合，是涉及整体个性的委婉行事，是自性的共鸣，而不仅仅是自我渴望了解更多的信息或智力方面的观念。沙盘游戏的体验与这种女性的模式有许多共同之处；然而，在沙盘中表达男性特质时，需要更为清晰、精确的定义，因为它是从与这一女性特质的、自然而不勉强的"朴实"的背景相对立的视角来看待的。男性特质的表达范围很广：战场、英雄的旅程、阴茎崇拜、丰富多彩又富有创造力的对空间的把握、强大的力量、孩子气的全能幻想、寻求爱情、恶魔般的攻击性、天分以及对上帝的爱等等。当男人或男孩沉浸到女性非理性的厄洛斯（Eros）世界，并在沙盘游戏中暂时放弃大多数社会对男人要求的充满逻辑、过于理性的成就世界时，所有这些方面都会出现，甚至还会出现得更多。

重要的是治疗师通过一种特殊的"聚精会神"的沉默形式，来强化这种非言语疗法的仪式感。我通常是静静地坐在一旁勾画沙盘场景的发展过程，但是绝不会期待些什么或无意识地引导病人，仅仅是跟随着沙盘场景的发展画一下草图，记下几个要点，方便最后讨论时用。这种"抱持性"的在场与言语治疗中的在场是不同的。它更加冷静客观，注意力更为集中，不会心猿意马，因为治疗师不会立刻对意象进行筛选以获取意义（治疗师遇到言语材料时会那样做），只是待在那儿，耐心地等待沙盘游戏的发展。一个沉默的观察伙伴，通过投射，看起来似乎"明白"一些事情。然而，沙盘游戏治疗师还需要学习、了解更多的东西，因为沙盘游戏的现状，以及对沙盘进行解释的科学，尚处在最初发展的六十年之期。病人和治疗师需要一起去挖掘更多的东西。这个仪式使我们想起，基督教会中牧师和普通人都是在同一个基督教的圣餐仪式下领圣餐——共享心灵的启示。沙盘游戏中病人与治疗师共享这一仪式，同时在场，只是在扮演的角色方面有所不同，这给沙盘游戏治疗带来了民主的氛围，而这一民主的氛围却是那些奉行简化主义的疗法所否定的。弗洛伊德学派的分析师正陷入过分扮演上帝角色的危险之中，他对病人不断地使用退行技术，从而使病人失去了自然治愈的状态。

沙盘游戏的仪式是关于地点、时间、真实环境和象征性沙具的仪式，病人使用象征性的沙具来创造具体、可视的心灵表征，训练有素的治疗师则坐在一旁体验、见证病人的沙盘游戏过程，并抱持仪式的界限。在时机成熟时，治疗师和病人可以一起共同解释沙盘游戏过程所发生的一切。这也许是一次又一次的面谈中的对话，或要等到将所有的沙盘作品制成幻灯片一起展示工作发展的脉络时，才开始进行延迟的解释性讨论。

荣格学派沙盘游戏疗法

在沙盘游戏过程中或完成后，通常会出现延迟的情绪影响，沙盘游戏者必须与此做斗争。对于成人而言，需要深层的能量才能把前言语的水平带出来并推动它向前发展，再加上直觉和情感的刺激，这常常会使病人感到精疲力竭，因为他们平常很少用到这些功能。沙盘游戏治疗的间隔时间必须根据每个病人自身的情况进行安排，并且需要随着治疗过程的展开不断地做出调整。我的病人们进行沙盘游戏的时间间隔很不同：从有的人一天一次到有的人三个月一次（中间进行言语分析）不等。治疗效果的差异也是非常大的。

我自己偏爱的方式是在长期、深度的荣格学派的言语分析当中结合采用沙盘游戏疗法。然而，在接下来的一章中，我刻意呈现的是一个法国成年女性的临床个案，她使用了沙盘游戏，但没有接受其他深度的言语分析。在这个案例当中，我认同卡尔夫的观点，即单独采用沙盘游戏的方法得到的效果，就能给人留下深刻的印象。当然，在培养和训练沙盘游戏治疗师时，我也会只用沙盘游戏本身的方法，因为这些治疗师在来伦敦接受我的培训之前，通常已经有过多次的个人分析经历。如果感到一些正在跟随自己做分析的病人能够从沙盘游戏体验中获益，分析师们也会经常转介他们去做沙盘游戏，因为这对整个分析过程是一个很好的辅助。我发展出几种特殊的个人技术，以避免给这样的病人造成对沙盘游戏治疗师和言语分析师之间的移情冲突。我非常乐意接受这些不同的方法，只要它们能够使心灵得到治愈，能够统一对立面，能够帮助病人克服心理和态度上过于向一个方向发展的不良倾向。所有这些不同的分析方法，为了达到其重新平衡的分析效果，都需要沙盘里出现的世界意象。

由于象征性的游戏与远古先人自发的积极想象相似，所以它的原始特质（所有人类共享的原型遗产）便赋予了它力量去激活心灵的调节功能，进而激活心灵治愈性的超越功能。沙盘游戏促使意识和无意识幻想的意象与自我合作。荣格把这一过程称为积极想象。下面是他对成人的积极想象的描述：

> 阴暗的冲动是模式最终的决定者，无意识的先验能力使自身陷入可塑的形式，当一个人感到自己完全暴露于偶然的毫无边界的主观妄想中时，他一点都不知道，此时此刻另一个人的意识也是在被同样的原则引导着。在整个程序当中，模糊的先见之明控制的似乎不只是模式，还有它的意义。意象和意义是一致的。随着意象的定型，意义也开始变得清晰起来。事实上，模式不需要解释。它本身已经描绘了自己的意义。只是由于治疗的需要，我有时才会去解释它们。

> (Jung，1972，p. 402)

凡是见证过沙盘游戏的体验过程的人，也许都会同意上述观点，但是在这里，我觉得作为治疗师我们需要保持非常谨慎的态度。病人体验了沙盘游戏但没得到任何解释就回到日常生活中，这种情况就像目睹脚踝受伤的人只接受了技术上的医治，但在除去石膏后，没有得到帮助学习重新走路。换句话说，我认为，在调节性的沙盘游戏当中的自我工作完成之后，对可能还存在的问题继续进行亲密的工作并结合言语的解释，对个体进一步的恢复是非常重要的。自性存在无穷的参数。对我来说重要的是：在一个沙盘游戏过程完成后，会渡过深层的自性材料螺旋上升的最初阶段（因此会获得发现），但是随之引起进一步发展的刺激能量也许仍然会很大，所以需要我们和病人继续在一起，进行进一步的分析治疗。在我看来，这就是荣格学派的心理分析，心灵经验事实的结构和意义就像真实情况那样相互一致。

荣格学派沙盘游戏疗法

哪些人适合接受沙盘游戏治疗呢？这个问题没有看起来那么简单。我不是说那些适合言语治疗的病人都必然适合沙盘游戏治疗。然而，我的许多同事都不同意对病人进行选择性的区分。因为沙盘游戏的操作过程不鼓励理性的、充满逻辑的精神作风，所以可以无形中帮助那些高度专业化的人，如哲学研究生，他们的训练就是怀疑非理性的事物。当然，讽刺的是，这些人中的大多数拒绝沙盘游戏，认为它"太幼稚""太不科学"，尽管已有很多事实可以有力地证明，沙盘游戏治疗师现在确实可以使沙盘游戏产生治愈的效果。

边缘型的精神病人很少被推荐来做沙盘游戏。对治疗师而言，预警潜在的精神病人的与生俱来的保护机制包含在昆虫类和爬行动物类沙具当中。比如，病人在沙具中发现一个玩具蜘蛛或水蛇时，会立刻出现精神病状态，并伴有非常确定的临床表现和恐惧症特征，这些都对治疗过程无益。

据我估计，由于分析师可以精心选择要说的话语，所以对精神病人来说言语治疗在临床上会比沙盘游戏治疗更有效果。也就是说，在我挑选个案时，我会接受有潜伏精神病的人做言语分析工作，而不是沙盘游戏治疗，至少在治疗一开始时是如此。

沙盘游戏要成为一种适合的媒介，成年病人能被沙盘游戏激起一定程度的好奇心是很重要的。对于 20 岁以上的病人，如果在我建议他们尝试做沙盘游戏以前，他们就自己问起沙盘游戏的情况，即使表达的是消极的阻抗，我也更倾向于使用沙盘。对于 20 岁以下的病人，沙盘游戏通常是他们自然流露的需要，一般不会出现阻抗，因为游戏通常仍是青少年和孩童的一部分天性。

当病人有强迫性的仪式行为时，可以尝试沙盘游戏的方法，但对真正的强迫症病人来说，这样做只不过是加强了他走"死胡同"的心理而已。通常沙盘游戏会成为另一种防御性的仪式，加进病人所有的仪式中去。虽然沙盘游戏也会揭示出强迫心灵的无法言说的一些投射内容，但这种情况通常更多地发生在儿童（包括自闭症儿童）身上，很少发生在成年强迫症病人身上。他们只是倾向于重复他们的仪式，通过沙盘这一表达模式循环往复而已。

　　我有过使用沙盘成功治疗成年人癔症的真实经历。通常，癔症病人在心理上会存在边界的问题。他们的行为变化无常，表现过激，行为之间常缺乏关联，比如他们常表现出施虐与受虐狂、双性恋以及双面人的特点。沙盘的抱持特性、沙盘游戏的空间以及治疗师的在场作为一种仪式，都有助于从根本上挑战癔症病人，聚焦其心理激变。这通常是经过一系列混乱的沙盘之后发生的。之所以说混乱，是因为沙具常常会"走出"沙盘，被随意放在周围的桌子、架子、地板、墙壁上或者病人的身上。经过一段时间之后，表现在沙盘游戏中的无边界的冲动会渐渐平缓下来。

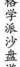

这时，治疗效果就开始出现了，治疗师需要加倍小心地对待。对于癔症病人，最好是进行短期集中的沙盘游戏治疗，之后中断三个月，然后再集中治疗。这会逐渐减少没有接受治疗期间的无边界行为，因为中止治疗，就像青春本身，是需要寄予哀伤，然而逐渐放下的。对于癔症病人，突然放弃他们的行为模式会带来创伤。所以他们既需要沙盘游戏治疗，也需要一定的间歇期，慢慢才能治好。言语治疗师往往倾向于拼命地抓住癔症病人不放，其实这些病人需要有一个喘息的空间，暂时离开各种分析工作，然后再回来继续治疗。

　　沙盘游戏治疗结合长期的深度言语分析，对抑郁的治疗最为有效。治疗师绝不能低估反应性或内源性抑郁背后的创伤的强度。行为所需的心理能量一旦停止供应，人就会被拽进抑郁的无意识状态中，所以在"心灵的黑夜"，治疗师和病人都需要有极大的耐心（几乎是超人般的耐心）。我通常建议，对于那些重度抑郁的病人，只有当他们自己感到有足够的心理能量可用时，才可以进行沙盘游戏：通常四次到六次面谈中穿插一次沙盘游戏治疗，不可以再多。如果在较短的时间内创建一系列的沙盘场景，那么这些沙盘场景就会表现出相同、重叠的特征，比如：重复使用喜爱的沙具，只是每次赋予新的意义，不断地展现自性的内容，等等。不过，抑郁症病人在沙盘游戏治疗期间，还需要大量的言语分析时间，从而帮助其重新获得足够的平衡，以便在抑郁症状的黑暗核心之处继续前行。

在儿童当中，躁狂的防御通常这样表现：一个抑郁的儿童能够一星期一次，创建一系列的沙盘场景，但不会产生适得其反的效果，而成年抑郁症病人的沙盘游戏过程如果"推进"得太快，就会冒事与愿违的风险。心灵有其宇宙的、自然的、不可违背的节律，在沙盘游戏的仪式中，这一点需要在所有时候都予以尊重。在特定的心理疾病当中，心灵如潮汐般起伏波动，具有周期性的特点，正如大自然表现出月盈与月亏的周期性一样。沙盘游戏具有"地心引力"，有经验的治疗师，在对每一位病人的每一次治疗中，都会有所感受。沙盘不是万灵药，也不能包治百病。它以地球本身和可感知的、具体的、三维的客观世界为基础，是一个敏感的投射屏。以客观性和整体性为基础，病人在意识和低于意识的水平上创造着主观的表达。当仪式进行到更高的水平时，治愈就发生了。

沙盘游戏治疗师不是牧师或宗教导师（guru，古鲁）。相反，我觉得一个"足够好"的沙盘游戏治疗师应该是一个训练有素、专业的心灵伴侣，他陪同沙盘游戏者一起在沙的意象世界里探险、旅行，见证并分享沙盘游戏体验。治疗师在合适的时机可以解释沙盘场景中的象征意义，或蜻蜓点水，或扩充论述，只要对病人有用。病人作为沙盘游戏者，得到反馈后，可能会与儿童原型和其他原型意象的远古智慧结晶重新联结，这些都是自性加以选择并自由表现在沙盘游戏当中的。这样的体验包含着敬畏和神奇的因素，不管采用何种媒介，都会与重生的体验联系起来。从这个意义上看，沙盘游戏有时是一种充满神奇色彩的治疗方法。不管自性如何被发现，它的神圣性都是上天赐予的礼物。一个专业的沙盘游戏治疗师必须容纳这种神圣性，并提供一个仪式化的空间，使得沙盘游戏体验的力量能够在其发挥实际功效的时刻被安全地保护着。

第四章 在沙盘游戏室里的工作

沙盘游戏治疗的核心部分就是其临床上的证明。本章选用四个截然不同的案例，以此说明沙盘游戏适用于不同的群体。

第一个案例涉及一位处于中上阶层的男性。他是在恋爱和结婚时寻求治疗的。他的沙盘游戏工作的主题表现为：从以前单身汉的生活到婚后承担较大责任的巨大变化，以及与继女的一种新关系，还有他所期盼的亲生骨肉的诞生。

第二个案例与第一个截然不同，形成鲜明的对照。在第二个案例中，一位处于中下阶层的单身汉，想要尽力从消极的阿尼玛附体中摆脱出来。他通过梦的分析和沙盘游戏治疗，理清了他的一些问题。后来他放弃了治疗，因为他认为荣格是一个异教徒。这个个案曾因其心理疾病而接受了长时间的治疗，主要遭受的是男性中年生活过渡危机之前的种种心理困扰。沙盘游戏是病人重要的释放工具。

第三个案例涉及一位法国上流社会的女性。她来接受沙盘游戏治疗的目的只有一个：处理因其唯一的亲人——她的姐姐之死给她带来的悲痛和忧伤。她每周往返于巴黎和伦敦之间。她对治疗十分投入，并表现出一种审美的天性。这在沙盘游戏治疗中有助于她的治愈。在心理治疗成功的同时，沙盘游戏中还有着独特而神秘的意象。

第四个案例讲述的是一个 14 岁的女孩，她正等待着月经初潮的到来，而此时她的父母却在办理离婚手续。综合运用对出现在沙盘游戏中的象征进行解释的方法，帮助她建立起了发展性的衔接和过渡。象征的阐释有着扩充和自由表达的力量，她逐渐变得外倾并步入了少女时代。

一、约翰的故事：一位男性及时成长避免了中年危机

在描述这位 29 岁，已经治疗了一年的个案时，我一下想到的就是苏菲教派的一句格言："一群鱼问一条聪明的鱼水为何物。这条鱼告诉它们，水在它们身边到处都是，但它们仍觉得自己口渴。"这位病人，我称他为约翰。他有着青春、财富、幸福的婚姻、高级的职位、优秀的继女和一位怀孕的年轻妻子。然而，病人似乎渴求生活的知识，他的情绪动荡不安，他对自己的好运气浑然不觉。他有着苏格兰和爱尔兰血统，早先是个业余的运动员，后来成为一位成功的企业董事长。约翰从 8 岁起，就读于欧洲之外的私立学校；而后 12 岁时，就读于英国的一所公立学校，专业是商业管理，并获得该专业的大学学位。

病人在场的时候，有着凯尔特人的原型的氛围：肥胖、高大、强壮，但脸部表情略显忧伤。约翰尝试过多种疗法，倾向于把这些疗法随即运用到他所举办的针对企业董事长的工作坊当中。起初，他想要接受荣格学派的治疗方法的动机不太明确，且自我防御观念很强。这掩饰了约翰有些虚弱的自性，它被隐藏在坚强与果断的外表之后。

对于这个案例我自始至终有一种感觉，就是我在与一个男人

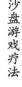

内在受伤的但已经得到了发展的、几乎有英雄气概的孩子在工作。在治疗中，童年的创伤虽然得到了处理，但"英雄"的脆弱情感总是存在。约翰努力通过在商业世界的一些惊人之举来补偿这个内在无力的孩子。

病人对现实和内心世界的区分，因凯尔特人缺乏边界的特性而变得模糊不清。他自己无法吸取失败的经验，无力承受挫折。他有反向形成（reaction formation）的表现，几乎是大出风头的防御和压抑。在沙盘游戏中，他能非常有效地运用沙子，这对于治疗有积极的影响，同时在开始的时候也起到了掩盖他的痛苦和创伤经历的作用。在治疗的过程中，朝向自性化（individuation）的成长动力一开始就被激发了，部分是由于言语治疗和沙盘游戏治疗的作用，部分是由于病人个人和工作的积极生活环境的影响。

荣格心理疗法的四个阶段和奏鸣曲乐章

在这个特殊的案例中，沙盘游戏的运作过程可以和荣格心理疗法的四个步骤相联系。其中第一个阶段，被荣格称为倾诉（Confession）：病人将内心隐藏的力量大量释放出来。它通过恐惧和悲天悯人达到宣泄和净化情绪的作用，亚里士多德认为这是悲剧的效果。第二个阶段是阐释（Elucidation）：病人开始需要把力比多从治疗师身上移除，并重新投入自己的人格结构当中。第三个阶段，被荣格称为辅导（Education）：把病人和治疗师两者的基本价值观摆在面前，进行辩证的面质。在这个阶段，移情和反移情必须调整到一个更为平等且直接相互影响的程度。第四个阶段是转化（Transformation）。此时，阿尼玛和阴影的整合能够释放出较多的力比多，供意识来调遣。同时，也会给病人带来力量无穷、人格膨胀的危险。在这个阶段，分析师提供的扩充解释作为一种抱持的元素，十分重要。

值得一提的是这四个阶段类似于古典音乐中奏鸣曲的四个乐章——这为荣格所忽视。奏鸣曲乐章中主题的出现是其占主导地位的音乐主题材料的倾诉或宣泄。阐释是通过补充的其他音乐主题呈现出来的，这些补充的部分暗示着随后更加精彩的演奏。奏鸣曲乐章的自由发挥部分类似于分析的辅导阶段，此时问答和讨论是直接的表现。而以一种更为个性化的形式表现的音乐主题的最后重述，包括新的题材和音乐的终止，类似于转化阶段，它带着自性化的潜能，结束分析治疗过程。

沙盘游戏

在接下来要探讨的八次沙盘游戏中，沙盘场景揭示出分析的发展过程，可以很清晰地予以分组，融入荣格提出的心理治疗的四个阶段当中（见书前沙盘作品1～8）。

沙盘作品	治疗阶段
1	倾诉
2，3，4	阐释
5	辅导
6，7，8	转化

第一次沙盘游戏

第一次沙盘游戏是在分析的第三个月，即倾诉阶段完成的。它展示的是一场婚礼（见书前沙盘作品1），时间是病人实际举行婚礼前六个星期。约翰说，有着尖塔的中央位置代表宗教场所，牧师在前面主持婚礼，然后是新娘和新郎。新郎的母亲站在他们身后。病人的父亲早在十年前就已经去世，这里用一个白色的沙具来代表，它孤单地站在沙盘的右下角。病人认为两个巨大的阴茎状的沙塔，好似美国亚利桑那州梅萨城的两座山。由于它们还出现在随后的几次沙盘游戏当中，我认为，它们是一对阴茎似的乳头：右边的是母亲的阿尼姆斯的象征，左边的是其准妻子的阿尼姆斯的象征。约翰深受这些阿尼姆斯主导的女性的摆布。约翰说，右边的核心家庭由母亲、弟弟和妹妹组成，通过一个黑色的沙具和位于爬行动物当中的两棵小树来表征，暗示着既有危险又有转化的可能。约翰说，当他完成了这个沙盘场景时，"感觉非常完整"。在左下方，约翰和他的准妻子坐在一艘船上，从深层的无意识而来，代表约翰充满动力的自性潜能，同时也有举行内在的圣婚仪式的可能性。

第二次沙盘游戏

第三个月月末，约翰进入了阐释阶段。沙盘中央的尖塔，像是堡垒的城墙，有一个金发孩子睡在上面。他是约翰的永恒儿童，高高地坐在阿尼姆斯的胸脯上（见书前沙盘作品2）。约翰说，橙色的太空模型人物是他自己，紫色的太空模型人物是他的妻子。圣母玛利亚和约瑟夫，还有人猿和各种捣蛋鬼人物，代表一大群积极人物和消极的阴影人物，这是病人想要揭示和探讨的。右下方的核心家庭区域揭示的是集体的战斗群体，病人认为指的是伊朗伊斯兰革命，是男性之间被庄严地激发的残酷斗争。在治疗中，我们继续修复关于家庭的记忆带来的创伤。这些回忆主要涉及病人的父亲长期酗酒直至去世的问题。

第三次沙盘游戏

约翰举办了婚礼之后，也就是治疗的第五个月，我们发现他的阿尼玛儿童（永恒儿童）与其新婚妻子阴茎般的乳房融合在了一起（见书前沙盘作品3），他母亲的胸部（右边），有一只转化的青蛙，表明在工作中，与母亲情结的分离有了进展。沙盘的右上方，是自我的位置，是空的。一只大熊，病人的阴影，仍不愿意给自我更有意识的表征。圣母玛利亚现在被一群天使般的孩子团团围住。病人的妻子怀孕了，其继女也随同他的婚姻一起到来。

五彩缤纷的大理石堆砌的小路（左下方）通向他无意识发展的新成果。青蛙可以生活在峰顶或右下方的红树下。病人认为青蛙与希望有关。

第四次沙盘游戏

在第六个月时，约翰铺设了一条通向自性的神殿的小路，神殿放置在一座"拱起"（怀孕）的高山上，而不再是阴茎状的乳房-乳头（见书前沙盘作品4），这与其妻子的怀孕状况是一致的。病人评论说，"我总是忘记路的起点"，所以，自我/自性仍然没有很好地整合到意识中去。

在智慧老人和喷气式飞机所表征的力比多的支持下，自我得以突破并出现在右上方，这喷气式飞机可以飞很高，很冒险，很明显是男性生殖的力比多。在左下方有四匹马，也许是死亡和创造相伴而来。我们一直在就约翰对其父亲的悲伤做工作，他的父亲死于酗酒，曾使约翰蒙羞。

约翰认为，左上角的五颜六色的石块代表了他精神上的贵宾，我认为这与他的阿尼玛发展有关。约翰说，右下方的核心家庭，以树来表示，象征他自己、妻子还有继女。他们是接下来的一次沙盘游戏中重要的人物，表征家庭的动力学。

第五次沙盘游戏

在第七个月时，充分展开的辩证式的移情把治疗推向辅导阶段，根据奏鸣曲乐章，我称之为发展阶段。

三个家庭成员（见书前沙盘作品 5）进入妻子的子宫，来拜访未出生的孩子。这个子宫与沙盘作品 1 中的"圣婚仪式船"很相似。入口处的天鹅暗示着阿尼玛的飘忽不定，它阻碍着约翰依然部分处于无意识的状态的人际关系。沙盘左下方是带来转化的沙具：海马、鳄鱼、猩猩和青蛙。

自我，作为保卫和平的骑士，试图控制无意识的力量。这是这位英国病人"坚定沉着"的人格面具。病人通过投射，真正进入了子宫里面，看到了自己孩子的一面。他对于妻子怀孕后身体层面的风险，以及对继女和未出生的孩子需要承担的新的责任，有担心和恐惧，我们对此进行了修通。在沙盘的左上角有一个家庭图腾柱和一团火焰，这增强了子宫的世界或约翰的世界更深层的投射。

第六次沙盘游戏

在第八个月时，转化阶段开始。那只阴暗的类人猿，代表着约翰的阴影，它正在看着一面镜子，这是分析的过程中阿尼玛和阴影转化的开始（见书前沙盘作品 6）。在右上方，两个太空人举行婚礼的直立房子表征的是原始的场景（primal scene）。其他三座房子则是倒着放的，这表征家庭背景中不幸的婚姻生活。

约翰进入了觉得自己力量无穷、人格膨胀的状态。他认为，世界"处处都是乳房"，所有的营养都属于他。一架停在乳房上的直升机，可以随时拜访表征他的潜能的白色鸡蛋和他未出生的孩子或金色的永恒儿童。病人膨胀成为一位准王室人物，他可以乘着直升机去视察他所管辖的自性王国的任何地方。在这一阶段，我们就约翰以自我为中心的防御机制进行了修通，但仅仅取得部分成功。

第七次沙盘游戏

此时，一个崭新的自我，即自性的孩子涌现出来，他受到沙盘右方的力比多、家庭以及战斗机器的意识力量的保护（见书前沙盘作品 7）。骑士表征阴影-自我（Shadow-Ego），他骑着黄色战马，守卫着真正的自性（true Self）的诞生。婴儿代表了对立面的和解，对立面之间已经历了多次对抗，表明自我的发展是积极的，但也是以巨大的代价换来的。对立的力量虽然薄弱，但是它们受到了位于沙盘左上角的一条盘绕的生命能量之蛇的保护。这暗示着强大的转化已经带着成长的模式开始发挥作用了。

第八次沙盘游戏

治疗进行了一年之后，约翰完成了最后一次沙盘游戏（见书前沙盘作品 8）。他因工作需要离开伦敦，治疗因此而暂时中断。约翰说，船上的那只具有红色胸脯的知更鸟代表他的自性。当他靠近"自性之地"（Land of the Self）的岸边时，内心波涛起伏。孔雀表征着人格的发展，它与东方智慧老人和阿尼玛（一位坐着的中国女性，位于沙盘中属于自我的角落）一起迎接他的到来。但是，那只巨大的海胆壳以及里面的五瓣海胆，暗示着自性有部分的缺陷，仍需要分析的帮助以达到进一步自我整合的目的。这有助于自性变成一个强有力的四重的结构，而不是五瓣状的结构，以确保其稳固的四位一体的平衡。沙盘作品6、7和8充分地展示了转化的力量。

沙盘的四个角揭示了这个案例中的四个"恶魔"。在加利福尼亚挖金矿的中国人在挖竖井的时候，不会挖出四个尖角，而是会花很大的力气挖出通往隧道的圆角。这样做，是因为"恶魔从角落处来"。本研究中的四个角表征如下：

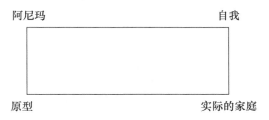

如果病人还要继续治疗的话，在这四个方面，还依然有问题。病人目前还处在自我要求的主体的心境当中，在自己面前扮演母亲的角色，以不至于丧失自性。他待人非常大方，因为他想表明，他应该被大方地对待。治疗工作设法在转化阶段平息并削弱了其力量无穷的人格膨胀感，但是要建立起更强大的自我，还需继续工作。真正的自性只能由强大且发展完善的自我来协调。直到自我在病人的人格中达到最大的整合和发展时，它才能够与自性建立一种相对化的联系。这个发展应该持续到中年，直到自我开始回归自性，并与自性建立起个性化的、相对化的联系。

我在这里呈现的这个案例并不完全与我所列的沙盘游戏治疗的发展阶段一一对应。然而，当病人获得一种新的、有序的能量时，可以说他在个人关系方面获得了转化性的成长和改变。

二、克莱夫的故事：一个年轻人的创伤性童年期自我受损的治愈过程

分析师经常会与来自上层社会的人们做工作。和我做工作的人来自各种背景，在我的病人档案中，我想呈现一个来自工薪阶层的个案，这会很有价值。这个病人在分析当中有着艰难而又充满了不确定性的体验。然而，在分析的历程当中，他体验到了自我发现、逐渐进步的感受。我最近的一本书《童年早期的自性》（*The Self in Early Childhood*；Ryce-Menuhin，1988）当中，介绍了自我的发展，比这里的介绍要详细得多。现在我想为读者们介绍一下在生命的早期男性的自我受损的问题，以便大家为了解下面的案例研究做准备。

这一节可以分成三个部分，探讨的是从婴儿期自我的诞生开始到生命的前半段期间自我受损的问题。这个临床个案揭示了自我的受损如何在整个生命的前半段时期持续影响发展。在最后的总结当中，我会论述自我受损问题中心理治疗与宗教的关系。

关于自我的理论

当今大多数荣格学派的学者都假定，出生时，人处于一个原始的整体或整合的状态，在其最初还未分化的整体状态，是无意识的自性。只有在通过自我的中心（ego-centre）来知觉时，意识才会出现。"解除整合"（deintegration）是福德汉姆（Michael Fordham）提出的术语，是指自性自发地分化，以便自我的建构得以发生。当自性一点点地被"解除整合"，延伸至外部世界中

的客体时，它会尽力与自性内部投射出的原型意象相匹配。之后，自我会把这些意象与发展中的记忆存储进行对比。我们会识别、区分并且回忆起被内化的原型的客体以及自我的碎片，它们会被重新整合到自性和自我的中心里来。

这个过程使人想起宇航员的太空行走。他们离开飞船的整个生活系统，或自我生存环境，出去收集外空环境中任何可识别的或有用的东西。然后，他们把信息带回自我实验室中进行调查和同化。可以说，宇航员解除了自己与飞船的自我空间之间的整合，进入未知的太空，带回任何可以充分匹配其已存的意识的事物。这由他们技术化的自我机器来测量，同时他们的内在状态也被监控。这些材料建立了有关太空的知识中心，在这一知识中心，自我可以在毫无重量的状态下围绕中心轴旋转，确定所发现的事物。知觉不被视为被动的行为，而是主动寻求物体的活动，在心理的空间四处运动。

起初，一个婴儿的解除整合是一种他必须找到一个物体的状态，这个物体准确来说应该与已经存在的内在原型意象一致。婴儿向外界投射出意象去寻找一个配对物。只有当这个配对物被重新整合到新的成长的自我中时，婴儿在出生的第一周才会出现知觉。皮亚杰和荣格在这点上看法大致相同。皮亚杰假定：在儿童的心灵中早已存在通过遗传而获得的图式，如果要产生知觉，这一图式必须与外界的物体相接触。荣格进一步指出，婴儿原初的内在要求这一普遍的图式就是集体无意识的原型世界。这就像一个从人类的整个历史收集而来的关于心理特征的多面万花筒。

在发展的历程中，自我变成了一个强大的加工中心，每天二十四小时以不同的速度运转。它必须应对所有冲击意识的信息输入，不管是来自身体内部还是来自外界。弗洛伊德发现了压抑系统，当信息输入威胁到婴儿新的、弱小的自我时，压抑系统可以使输入的内容不被加工。自我是接受还是排斥刺激，视受压抑系统支配的自我保护因素而定。弗洛伊德说："压抑并不是一开始就有的防御机制……直到在意识和无意识之间确立了显著的区别时，它才会发生。"（Freud，1925）

儿童不成熟的自我特别脆弱，容易受到内部和外部危险的伤害。他保护自己防御内在的信息输入铺天盖地的要求，如极具威胁力的来自集体无意识的本能内容。儿童的自我易受外界危险的伤害，是因为尽管父母可以为婴儿创造出理想的安全感，但是婴儿为了获得这样的安全感，会付出担心失去父母等照看者的爱的代价。这会使他对许多外界的危险感到无助。压抑对安全感的担心，还有来自父母的原始威胁的内化，会影响压抑的次序。每种文化都塑造了父母关于孩子的何种行为必须受到惩罚的观念。惩罚的观念或与受到了惩罚的观念有关的记忆，就是弗洛伊德所称的不愉快的、可能被压抑下去的内容。

另一个父母对自我的发展同时产生积极和消极影响的例子可以在理想自我（ego-ideal）的概念中找到。婴儿认同于长期的无助和对父母的依赖，导致这种影响被内化为理想自我。通常而言，这始于母亲及其养育者的角色，但是早期影响中的男性化一面也会得到进一步的发展，因为随着孩子的出生，父亲也会积极投入养育孩子的角色当中。然而，有必要提醒父亲们，他们对孩子的养育，就婴儿所体验到的养育的初始需要而言，可能做得还不够好。而且男性想要养育孩子的渴望，有可能涉及其自身父母的心理病理机制。不管父母的养育方式如何，弗洛伊德曾提醒我们，理想自我是"父母对孩子的影响的永恒表达"（Freud，1927）。对理想自我的影响的吸收，还可以扩展到包括兄弟姐妹及亲朋好友的影响。荣格坚持认为，现实中的母亲在孩子的心灵结构中激活了母亲原型，母亲原型可以独立于现实的母亲之外，作为补偿性的心理事实而发挥作用。同样，这也适用于父亲原型的激活。荣格写道：

> 危险只在于对原型的无意识认同：它不仅通过暗示对儿童产生支配性的影响，而且使儿童产生相同的无意识，以至于它不仅屈从于外部影响，同时对内部影响也无力反抗。父亲越以原型进行认同，父亲和孩子的心理就会变得更加无意识、更加不负责任，甚至更具精神病色彩。

（Jung，1961b，p. 316）

为了避免这一情况的发生，父母双方需要对他们的孩子产生强烈的认同，这样孩子才有力量去体验现实的挫折，孩子发展中的自我才能实际地去设法应对现实中的挫折。

不管父母的养育方式如何，理想自我都可以从父亲和母亲或其替代者那里推断出来，并影响婴儿和其他个体之间的发展。这种影响在自我当中有着等级的、保守的、权威的倾向。这种影响在自我当中被体验。婴儿从父母或照看者那里，通过接受纪律训练和学习到的行为惩戒来体验这种影响。理想自我的影响经过矫正，继续发挥作用，持续整个一生。荣格评论道：

> 一般而言，父母原本想要过的，却因虚伪的动机而被自己横加阻挠的所有生活，都会以替代的形式传给下一代。也就是说，孩子在无意识的驱动下，正朝着一个方向发展——补偿其父母在生命中未达成的一切。

（Jung，1954a，p. 191）

当自性最初的统一体分裂成不断成长的自我意识的岛屿时，

儿童开始说"我"，早期的自我人格开始会问"为什么"。带着"为什么"的问题，自我开始了另一个适应新鲜和未知状况的阶段，这纯粹是认知方面的探索——求知。这不仅仅是了解自己的生理状况和它的防御，关于这些，安娜·弗洛伊德（Anna Freud）、福德汉姆、科恩伯格（Otto Kernberg）、科胡特（Heinz Kohut）和斯坦恩（Leopold Stein）已经给我们提供了许多这方面的论述。它还是自我可能做出区分的开始，从而能够与其文化的环境分离，做出分类，并进行选择，正如维尼考特曾提醒我们需关注的那样。儿童开始运用自我去寻求事件的原因和结果，以及其目的是什么。这最终会引导其关注生活可能的意义，考虑我们与宇宙作为整体的创造力量之间的关系，考虑上帝是否会是生命的主宰。

荣格学派的学者认为，这一处于发展当中的自我意识，其深度的心理存在，位于神秘的集体无意识的意象当中。阿德勒（Gerhard Adler）曾写道：

> 属于过去的伟大的集体意象，对儿童而言，仍是如此接近和强大，以至于他的第一任务就是使自己摆脱对超个人力量的迷恋。在与这些力量对抗时，他必须锻造自己小小的人格，这样就可以解救并发展他仍然相当碎片化的个体自我。脱离与集体心理内容相认同的状态，从而进入一个完全个性化的自我，由其去体验和重新创造整个世界的内在和外在现实，这样的决定性的发展，从心理的角度上看，是不存在的。

(Adler，1966)

因此，在我们原初的自然状况与一个成熟的自我意识之间，就会存在巨大的张力。

在发展时期，自我会在以下几个方面受到威胁。第一，当父母原型被投射到真实的父母身上，由于自我意识到真实的父母并不完美，无法与原型意象相匹配时，它会收回这种投射，这时有可能会发生自我受损。

第二，当理想自我利用未曾削弱的原始力量去操纵整体自我时，分裂就会发生。与实际的存在相关的自我中心所确立的父母意象越不符合实际，它就越要从理想自我的压力中撤出并分裂出来。当自我需要一个早期的整合水平来逃离这种分裂，并从自我单元（ego-unit）或最初婴儿期的自性整体重新开始时，自我经常发生退行。

第三，如果在很大程度上不能得到父母的照料，自我就需要一个自恋性的镜像意象来抱持它，以免崩溃瓦解。对于这样的孩子来说，父亲的愤怒可能使他相信存在渴望复仇和惩罚的上帝（耶和华），把他扔在了荒野之中。如果母亲像一面镜子一样对婴儿做出回应的能力不够好，孩子可能就没有机会发展出对自己的健康的体验，导致"I"（主格）变成了"me"（宾格）。在孩子的心灵中，父母的意象受损如果达到病理学的水平，会导致其自性极度疏离和虚弱，结果会产生嫉妒和憎恶他人的感觉，并认为别人总是比自己幸运得多。

第四，当自我已经开始顺利地把无意识的内容整合到已存的自我人格当中时，自我的问题还远远没有得到解决。这个过程会引发各种心理疾病：神经症的解离、精神分裂的碎片化，或极端的情况——自我分解，盲目接受前意识的观念。如果自我的结构十分牢固，能够承受吸收无意识的内容带来的压力，那么有着过于自我中心的意志的人，会对自性的人格产生的新的活力感到沉醉。这可能作为自我意识本身的补偿功能而起作用。结果有可能会导致人格膨胀和目空一切的人格。

如果受损的、虚弱的自我没有得到心理意义上的修复，其结果就会像我接下来要阐述的临床个案所经历的一样。这个案例的生活史说明了自我受损是如何在其生命的前半阶段阻碍其正常发展的。在这个关于自我受损的真实生活案例当中，同时考虑梦境材料、与性相关的事实以及宗教在心理治疗中的作用，是有益的。

我们要准备好思考这个问题："这位接受分析的病人的自我到底发生了些什么？"

临床个案当中的自我

除了整体构思之外，这个案例中的具体事实都做了改动，任何在世或去世的人，如果有与本案例相似之处，纯属巧合。病人（我将以"克莱夫"这一别名称呼他）允许我公开发表本案例，我对此表示感谢。

克莱夫表现出自恋型的性格障碍：对自己最初的和早期的生活经历有着无意识的痛苦，具有强迫性的、令其不快的性模式，对其出生地康沃尔（Cornwall）有着极大的矛盾感受。克莱夫开始跟我做治疗的时候，年龄为 30 岁出头。他称自己是一个失业的演员，现在是一家工厂的职员。一进入分析，克莱夫就想要我帮助他理解他的梦。他最近重复做一个相同的梦，这使他对自我毁灭感到十分害怕。

克莱夫是几个孩子中的老大。父亲多数时间在国外工作。克莱夫的整个童年期几乎见不到他的影子。第二次世界大战的创伤经历使父亲在回家后，卧病不起。克莱夫出生前不久，母亲染上了严重的肺炎，然后住院治疗，生命岌岌可危。母亲生他时，时间持续了三天，克莱夫出生时，几乎只剩下半条命，差点窒息。他出生后的第二周，在特护病房染上百日咳，并与母亲隔离数周。他由来自康沃尔的奶妈来护理。时至今日，克莱夫仍对肺病感到恐惧，他做演员表演的时候，嗓子也成了一个问题。他经常感到声带发紧，胸闷。

在他出生以后，几个孩子又陆续出生。由于父亲患上慢性病，母亲每天要乘车去附近的小镇工作。在长达十年的时间里，克莱夫主要是由表姐来抚养，她非常严厉，受阿尼姆斯的驱使行事。她常常让克莱夫穿女孩的裙子以示惩罚，有时穿一整天，还要忍受弟弟妹妹和邻居的责骂。克莱夫如此形容他的表姐："粗暴、贪婪、无耻、恶毒、专制、凶残。"穿女装并没有动摇这个男孩在将来的异性恋倾向。然而，它使克莱夫特别小心女性的专制倾向，比如说控制或影响。他有着十分丰富的想象力，充满幻想。他想成为一名演员，逃避其家人，特别是他父亲要他成为一名会计师或律师。他不适合这些工作。在这里我引用一下劳伦斯（D. H. Lawrence，1922）的话："我们要小心，小心，再小心，不要对我们自己有过高的理想。但是，我们要特别小心的是，不要对孩子有过高的理想。如果这样，你会毁了他。"

克莱夫没有完成大学，也没有在表演学校学习，但是他设法进了一家小剧院，并在各地演出。最后，他混迹于东欧各国，并与一个朋友的女儿发生了一段短暂的爱情关系。他返回欧洲中部地区的一个城市，他使当地的一位女孩怀孕，后来与她结婚。这场婚姻持续了 18 个月。在那个时候，克莱夫改信了妻子的宗教，之前他已经尝试了几种信仰。夫妇俩生了一个健康的男孩。但是，妻子有着非常激进的政治观念，这令他感到害怕，只好离开。他来到英国南部，找了一份职员的工作。他非常讨厌这份工作，它也不够支付克莱夫的生活费和给儿子的赡养费。克莱夫在离婚前和离婚后都没有对儿子尽全责。他很少关心儿子，也经常拖欠儿子的赡养费。

治疗刚开始时，我就觉察到克莱夫从未体验过真正的亲情。他有些神经质、自恋，一种带有中度抑郁的直觉情感型人格。在面谈当中，这种抑郁隐藏在一个明朗的、虚假的人格面具之后。他的人格面具有些诙谐，比较有魅力，还有着戏剧表演的老练。

由于克莱夫在婴儿时期没有得到父母的充分照顾，我发现自己面对的是一个严重受损的自我，正在极力防御一个大部分时间缺席的母亲、一个消极的父亲和一个令人恐惧的恶毒表姐。自我受损会导向几种原始的重大痛苦，如果婴儿处在对父母或照看者的绝对依赖期，但他们不能提供一种辅助性的自我功能（auxiliary ego-function），这种原始的重大痛苦就会产生。维尼考特（Winnicott，1974）列举了有关这些原始痛苦的例子，以下几个是克莱夫表现出来的：

A. 永远在堕落。（防御：自我保持。）

B. 丧失身心一体的感受，不能把心理体验内化。（防御：人格解体。）

C. 丧失真实感。（防御：利用原始的自恋。）

克莱夫16岁时，由于裸露生殖器而被一所综合性学校开除。这一表现使我了解到他与他的阴茎之间的关系：他把生殖器当成一个过渡依恋物，或是表征部分自性的物体，他在努力获得一种自主权，这是他弱小而受损的自我所缺失的。他的生殖器代表了一个婴儿期的"非母亲"的物体，但是，不幸的是，后来它似乎也成了一个"非我"的物体。这导致了在性的意象中，阴茎的勃起与整个人是相分离的（如手淫的时候）。正常情况下，性高潮可以使自性中的边界"聚集在一起"并重新巩固，但是对于克莱夫而言，强迫性的手淫使他处在毫无边界的性幻想当中，并使他失去了正常的性生活可以增强的勃起、活力和创造性人格。克莱夫二十四五岁时与许多女性有染，他发现自己在持续时间很长的性交中，可以延迟出现性高潮，甚至克制性高潮的出现。我认为这是因为他没有能力去感受亲密关系，也无法在身心上投入或分享他的性高潮。

　　从这个个案中可以看出，自我保持和身心一体感受的丧失（用维尼考特的语言来表示）会导致性生活当中人格解体的防御。在极端的情形当中，克莱夫对待性的疏离感使他成了一个性虐待狂。他会故意挑一些他认为很丑的女性，引诱她们，然后再也不见她们。然而，他会挑选女人来发生性关系，这些女人通常很迷人，也很有钱，他能够"借"钱去还债，也把钱借给自己当时喜欢的情妇。在所有时候，他的人格面具基本上是一致的：睿智、愉快、幽默、大方，几乎有些天真。他的人格面具与其实际行动相分离，也与他自己的观点相区分，因为许多人都是只看表面现象的。

　　带着这些自恋型的性方面的问题，我想谈谈具体的梦的材料。在分析当中，这些梦的素材还说明了其他主题上的发展。这些梦依据其出现的顺序，涉及：

1. 阿尼玛的膨胀。

2. 抑郁的、弱小的自我。

3. 出生创伤的修复。

4. 阴影。

这些梦对于解释来说十分重要，因为在心理治疗工作的第一年当中克莱夫的生活没有多大改变。他搬了一次家，换了两个情人，但没有耽误治疗，总是准时到来。在前十个月他一直干着小职员的工作。

梦境一

克莱夫对带来的第一个梦是这样描述的：

> BBC（英国广播公司）一台的电视新闻女主播，正站在一个废弃的电视摄影棚里。她开始爬舞台的梯子，直到快接近屋顶。她大叫："太高了，太危险了！"一个男人出现了，是她的电视制作人，对她恶狠狠地说："没关系，亲爱的。"那个女人摔了下来，死了。

我们可以说，克莱夫作为一名演员，其阿尼玛由这位女主播来代表。通俗地说，电视机是一个"箱子"。箱子是女性的象征，是指无意识的阿尼玛。电视机十分像潘多拉的魔盒，令人难以预料，非常巨大，并潜藏破坏性。阿尼玛在充满想象的狂喜当中爬上了通往电视台的成功的高高阶梯。电视制作人，代表了一般意义上的权威的剥削，丧心病狂地使阿尼玛摔下致死。克莱夫联想起对剧场制作人的仇恨、对电视台工作的向往，以及对成功的电视人物的嫉妒，这揭示了阿尼玛膨胀的态度。我们可以把梦中的跌落比作男人的堕落："男人死去……是因为他内心的渴望从如火的心中喷薄而出……试图获得外在短暂的新生。"（J. Böehme，1682）。

克莱夫从未潜心研究表演工作，他没有打磨自己的嗓音，没有学习舞台之外的角色扮演，也没有朝这方面发展。他想通过捷径获取电视上的成功，这反映出他的阿尼玛是膨胀的。那位电视女主播，他虽不认识她本人，但是在集体层面，她是一个名人。

她变成了人人钟爱的女妖塞壬，在她的诱惑和迷恋之下，克莱夫的阿尼玛脱离了现实。

克莱夫对这一梦境的反应揭示了很多东西。他既没有使自己冷漠而超然地对待梦境带来的恐惧，那些边缘型自恋障碍的个案（他不属于这一类）会这样做，也没有对梦中女主播之死产生过多的情感。从诊断的角度上看，这暗示着其消极的自恋倾向还没有达到心理病态的水平。相反，它与防御性的、高度神经症的情结有关，这些情结与其早期家庭历史有关。这使他产生了一系列的问题，这些问题与无意识带入其梦境中的事件有关。

梦境二

同时，克莱夫有些中度抑郁。这一梦境发生在博德明高地（Bodmin Moor），意味着在认识对立面的基础上理解和成长的开始。这个梦揭示了克莱夫弱小的自我，同时也暗示存在一种潜在地掌握一定的自我知识的可能性。克莱夫在第二十次面谈时讲述了这个梦，描述如下：

> 我站在寒冷的博德明高地。我凝视着前方，看看是否在下雪。是的，在下，山是白皑皑的。忽然，爱丁堡公爵出现了。我向他打招呼，我们攀谈起来。我告诉他，我想写作。公爵回答："写作可以让你走向内心世界。"公爵向前走去，开始攀登一座高山。我们一起讨论基督和道德重整运动（Moral Rearmament）。公爵问："你为什么会反对道德重整运动？"我回答："我觉得它不对，但不知道原因。"

这里，我们看到有两位男性，位于社会对立的两端：一个康沃尔的工薪阶层的演员和康沃尔公爵①的父亲。为了消除差距，克莱夫称他会写作，公爵也认为写作可以让克莱夫进入内心世界。在某种程度上，王室成员总是部分脱离了其所代表的国家的正常生活，除了其仪式层面的能力，他们从象征层面来说背负着社会的一切。有关基督和道德重整运动的讨论，暗示着自性以及如何把自性投入精神活动当中，会是一个持续很久的问题。这并不是克莱夫一个人的问题，而是一个集体的问题，世间每一个地方的人都会谈论的问题。对克莱夫而言，博德明高地笼罩着一层淡淡的寒意。白雪覆盖青色的苔原，象征他与自己的起源之处的疏离。他曾在他乡寻觅自己的身份认同。关于康沃尔，他在爱丁堡公爵面前闭口不谈。白皑皑的山还暗示着炼金术过程中的白色期，或第一次转化成水银。在某种意义上，这里还有由公爵代表的男性原则，与由其故乡康沃尔及司管写作的缪斯女神所代表的无意识的女性特质之间的联结。这些缪斯女神，如卡利俄佩（Cal-liope）、埃拉托（Erato）和塔利亚（Thalia），经常登上奥林匹斯山，因此导致了阿尼玛的膨胀。男性原型和女性原则的象征性的内在联合，在神话中由阿波罗与缪斯女神当中的某一个的结合来表征，是整个分析的目标之一。

公爵轻松登上高山，可能是指内在高傲的精神状态。在炼金术中，它可能暗示着一座空山，里面包含着"哲学家之炉"。这座白皑皑的山可能也是指与北极之山相连的北极星的固着状态，北极之山象征着世界之轴。当我问克莱夫为什么不喜欢道德重整运动时，他回答说："哦，他们都是来自上流社会的人物。"克莱夫的抑郁源于其阶层背景带来的挫败感，他在大众社会找不到自

荣格学派沙盘游戏疗法

---

① 这里的康沃尔公爵应指英国查尔斯王子，而他的父亲就是上文提到的爱丁堡公爵，即现任英国女王伊丽莎白二世的丈夫菲利普亲王。——译者注

己合适的立足点，显得无能为力。当然，他的自恋，也一直在抵制这种想法。

这仅仅是治疗的第三个月，我不想对他做过多的解释。他能够谈起对康沃尔这个他成长的地方的情感冲突，在那个时候，能够对他的宣泄起到舒缓的作用。当时机似乎合适的时候，我小心谨慎地告诉他，在他快乐的人格面具背后，他确实有一点抑郁。他的抑郁状态漂浮不定，经常干扰他对现实生活的记忆。

梦境三

接下来的梦是很有价值的，因为它有助于修复克莱夫的重大出生创伤。他在第三十四次面谈时，痛苦而认真地描述了这个梦境：

> 有一个巨大的石头阴道。它的内部，焦痕累累，我听见动物痛苦的呻吟。我感觉痛苦不堪。一个小小的婴儿出生了，被烧成了木炭。一个天使出现，说道："我是光明。"她抓住婴儿，用油替他沐浴。一条水蛇在不远处等待，它是受到了祝福的蛇，正在祈祷。它张开嘴，水涌了出来。水是柔和的，是治愈的水，冲刷着整个阴道。

克莱夫对出生时难产三天的恐惧，此时与无意识的治愈力量形成了对照。水蛇既喜欢水，又喜欢陆地。它是意识和无意识统一体的象征，能够把产道转化为柔和湿润的地方。

这里也指向阴茎及其影响阴道液体的力量。天使可能代表他不认识的奶妈。她在克莱夫出生后的前几周给他洗澡、喂奶。如果是这样，它表明克莱夫，通过"崇敬"一个来自另一个维度的不认识的女性（奶妈天使）的治愈表现，设法包容了因与母亲分离而造成的极大焦虑。从水蛇口中喷出的水暗示着母性的、生命循环的保护者，表现为雨水、树汁、奶水和血液。水的象征与心灵努力想要为意识心理形成一个清晰的观念相关。克莱夫出生时的挣扎在梦境中重现，并通过来自水蛇的具有象征意义的水而得到部分治愈。这有助于炼金术过程中的"溶解"和"蒸馏"。

在这个时候，克莱夫对我的移情变得更深了：他从未相信过任何人，也从未坚持完成任何一个项目。分析的下一个阶段是发展性的。他更能按时出现在治疗室，似乎有了部分的改变。他的个人性格没有改变，但他对言语联想的把握更加清晰，也更自如。他越来越放松，在治疗时也更投入。

梦境四

第三十七次面谈时，克莱夫报告了一个梦，他改变的自我（alter-ego）在梦中出现了。梦里，有一个跟克莱夫长得很像的人跟着他，走进了一辆地铁。克莱夫尽力避开他，并告诉他，他"坐错了方向"。下一站是终点站。克莱夫走过一片廉租公寓区，走进了附近的郊野。那个像他的男人有一栋房子，克莱夫的母亲也住在那栋房子里。克莱夫走进房子，迎面碰上母亲。她不是他现实中母亲的模样，而是一个高大的金发女人。她脖子上戴着珍贵的钻石围颈项链。（这令人想起克莱夫不切实际的雄心如围颈项链般令他窒息。他的空想和白日梦从未建立在准备和经验的牢固基础之上。）

梦境继续发展，他的母亲是个寡妇，后来的丈夫是纳粹罪魁阿道夫·艾希曼（Adolf Eichmann）。克莱夫自己变成了艾希曼，三个黑黝黝的兄弟正想攻击他。虽然他有两个白色的保镖，但他作为艾希曼还是被剃刀划伤了头部。他躲避了进一步的攻击，休息以恢复元气。

克莱夫再也不能完全逃避他的阴影了。他改变的自我告诉他，他的母亲是一个珠光宝气的骗子。如果母亲缺席或没有抚育自己的孩子，那么当她变成一个兴奋性的客体（exciting object）时，孩子的自我就会受损，需要一个更有依赖性的关系。这会导致孩子成年后的生活过于依赖，出现强迫性的性行为，并需要他人的持续关注和欣赏。克莱夫就属于这一类别。丧心病狂的艾希曼的出现（既是父亲，又是儿子），像一个反基督的阴影，证实了其行为模式的阴暗面。黑色皮肤的三个兄弟是克莱夫改变的自我以及他的两个保镖。除了克莱夫之外，他们三个似乎都在暗中共谋，以对抗他们那没有提供支持的、生病的父亲。在现实中，克莱夫有时会袒护自己的父亲，这样做的话，会有坠入其父亲的阴影当中的风险。

与《易经》的共时性

在第四十二次面谈的时候，发生了一件共时性的事件，让我对这个个案思索良久。克莱夫向《易经》问卦，得出的卦为第四十二卦："益卦"。我注意到，他把第四十二卦带到了我们的第四十二次面谈当中。这一相同数字的共时性，意义重大。我对此有所警觉，于是计算了他这一卦的变卦，变到了第五十八卦"兑卦"。克莱夫问卦于《易经》的问题是，他应该永居国外，还是留在英国。这显然间接指向他是否应该继续接受分析。因此，我也被牵涉其中，于是对来自中国的预言进行了深入探究。

我注意到第四十二卦的下卦与长子相关，这适合克莱夫的情形，但不适合我，因为我是第二个儿子。变爻似乎在努力修正与上卦之间不和谐的关系，而上卦与精神或阿尼玛有关，它对于世界有助益。如果在第四十二次治疗面谈中，需要的是变化到第五十八卦，那么我的反移情可能就与这些变爻有关。这些爻关注的是对坚定果敢的需要，要在怀疑和危险中下定决心。我认为我的工作中的怀疑和危险，就是被克莱夫的自恋倾向困住了。《易经》说，危险有着强有力的支持。尽管那时候就我的反移情而言，我是受到了鼓舞的，但是，克莱夫获得的是第四十二卦，表明在他对当时的处境的移情（包括他对我的移情）当中，那个不被喜爱的阿尼玛是一个问题。我尝试进一步把这一事实融合到我的反移情当中，并通过在分析当中采取更为意识化的立场，努力去缓和他的消极态度。《易经》不仅帮助我分析了移情，还给了我关于我的反移情的建议。我们研究了这两个卦，详细考察了形势如何在它们之间变化运动，并把它们与我们在治疗当中的移情和反移情的情况联系在一起，由此获得了这些领悟。

沙盘游戏治疗中原型层面的干预

在分析当中，我偶尔使用沙盘游戏。克莱夫缺失了母性的保护空间，导致他的心灵对于开放的空间感到威胁。他的自我没有保护性的神圣空间围绕着它。尽管他并没有患上广场恐惧症，但他周围的环境似乎是充满威胁的虚空。沙盘是一个自由而受保护的空间，四面的界限清晰明了。由于克莱夫在婴儿期，其父母在无意识的原型层面的联合被早期发生的事件所破坏，我想利用沙盘游戏来建立一个更具抱持力的神圣空间，因为他的言语表达是"无处不在的"，同时又极其模糊不清，难以捉摸。

格尔哈德·阿德勒论述过关于消极母亲的问题，我引述如下：

真实的母亲被证明是不能胜任的，由此就产生了消极的伟大母亲。婴儿发现很难与母亲相认同，承受着缺乏原初容器（primal containment）的痛苦。最后，婴儿不能成功地产生一个足够安全的自我，自我也没有合适的皮肤，没有其自己的保护性的神圣空间。

（Adler，1979）

克莱夫在治疗中所创作的沙盘场景，表征的是每一次做沙盘游戏的节点上他的生活状况的一般意象。当他开始分析时，父母的原型还没有以意象的形式，通过自我，投射到现实的父母身上。诺伊曼（Neumann）在其著作《孩子》（*The Child*，1973）中，把这样的自我状况称为"苦恼自我"（distress-ego）。克莱夫把这一"苦恼自我"带入了分析工作中，以补偿自我的弱小地位，它要求即时的满足，对挫折的容忍度非常低。仅仅因为遭遇了挫败，他就频繁地更换工作。他的赡养费问题从来没有困扰过他。迈耶-谢塔勒（Meier-Seethaler，1982）曾写道，当一个母亲（本案例中是表姐）拒绝接受她的孩子时，她就传递给孩子一个"世界不值得爱的基本感受……还有这个孩子不值得爱的信念"。自恋型的自我意识的增强代表了对可怕母亲的防御。与此相伴随的是内疚感，并发展出一个恶性循环。诺伊曼（Neumann，1973）曾如此描述这一恶性循环："……自我僵化、攻击性、消极观念，由此引发遗弃感、自卑感、不被爱的感受，这些情感互相强化。"遗弃感导致自我的状况不断恶化，并使其朝着自我中心和自恋的方向发展。

沙盘游戏

我主要描述克莱夫的四次沙盘游戏。这一工作表明，荣格学派分析师可以结合运用言语治疗和沙盘游戏治疗。这里的经验表明，在分析工作当中，这两种技术既是分离的，然而又有一致性，两者同等重要。如果说梦的工作注重童年创伤的治愈，那么沙盘游戏则以象征的语言对原型意象进行了整理，这对于本案例中明显出现的"苦恼自我"的解释有着非常重要的意义。

第一次沙盘游戏

第一次沙盘游戏是在分析的第三周做的。我们观察到在这一初始沙盘作品中，呈现出剧烈运动的状态，从沙盘的左下角一直到右上角（见书前沙盘作品 9）。沙盘的左下角，有三块叠在一起的石头，从原型的深处出现，三块石头的前面是一块红色的石头，上面是大母神的头像，正凝视着桥。两只木制的用于祭祀的动物，守卫着大母神。一匹印度马和一头大象表明这一原型意象中暗含巨大的支持力量。我们已经知道病人与母亲的关系是消极的，因此，我们可以认为，在沙盘中央位置正在诞生的婴儿是一个象征层面的孩子、历史层面的孩子，这个孩子需要通过分析和沙盘游戏治疗过程，恢复元气。

从消极的原型层面的母亲的方向而来的动物和战士，为了把意识从无意识的控制当中解放出来，正在战斗。右下角的动物和人物具有强大的力比多，正朝着沙盘右上角的苦恼的、奋战一团的自我区域运动。

左边的金色乌龟暗示着原型意象的缓慢而自然的发展，它们正在缓慢地行军，进入自我中心的领域。海龟的壳，其顶部为圆形，上接天，底部为方形，下触地。这暗示女性阴门的润滑，在炼金术中代表混沌（massa confusa）。

桥上的沙罗曼蛇是一只居住在火中的蜥蜴。它有无边无际的想象力达到高潮之感，正是这处于爆发高潮的想象力创造了这一沙盘场景。在苦恼自我区域出现一只牡鹿和一匹棕色的马。它们都是天地能量的调节者。牡鹿代表生命的循环往复，因为鹿角可以不断地再生更新。

怪兽代表女性对病人的破坏性危险。它们带有巨大的力比多，是基本的力量，怒火沸腾。病人内在的自我角落，离混乱和对邪恶本身的痴迷仅一步之遥。

耀眼的橙色火焰，是自我恐慌的爆发。它的后面是一棵生命之树，宇宙生命的无穷力量在不断向上涌。生命之树，由巴比伦天堂东门的怪兽守卫着（也就是说，这是沙盘的东面）。生命之树被认为包含着正义和邪恶的知识。因此，树可以被视为救赎的十字架。

这初始的沙盘场景在很多方面都是预后的。它指出了消极母亲的问题，以及内在冲突和愤怒的其他力量。它还表明，只有一次新的、象征性的诞生，才能使苦恼而混乱的自我免受猛烈的痛苦力量的困扰。

第二次沙盘游戏

对阿尼玛状况的有趣研究，是在治疗的第三个月后。在左上角远远的地方，一头戴着紫色项链、显得有些端庄的狮子安静地靠在石头旁休息，它就像埃及神话里守卫方舟的太阳狮（见书前沙盘作品 10）。它显示了病人心灵中阿尼玛死亡/重生的地方。当巨大的力比多力量从地穴中涌出时，如果怪兽转身，危险就会产生。但它们流进了自由的心灵空间。

河马代表了母亲原则，在心灵中得以重生。熊和人猿，暗示着无意识本能的危险方面，在阿尼玛的动态力量场里，依然是残暴、粗鲁且具有破坏性的。

幸运的是，阿尼玛成分得到了令人难以置信的强烈宣泄，使河马所代表的母亲原则，在病人的人格结构中，开始了较为积极的阿尼玛的发展。到现在，病人的施虐受虐狂倾向才有所缓和，较少出现神经症的倾向，这由太阳狮来表征。

在这个意象中，很明显男性消极的阿尼玛被激活了——这是我整个沙盘场景档案中揭示了最消极的阿尼玛的最清晰的一个场景。

第三次沙盘游戏

六个月之后，病人做了一次沙盘游戏，他称之为"原型之地"（见书前沙盘作品11）。

病人通过桥到达神圣空间，或核心之地，在那里，他构想了几个原型意象。一个金色的拱门表示入口处。左上方，直立的绿色石片"代表我的母亲，深灰色的帽子形状的石块代表我的父亲"。干枯的蜂巢屏风后面是美丽的五彩玻璃体，它是"我的意愿和希望的源泉，它被放置在金色的托盘上"，病人说道。

干枯的蜂巢很明显在暗示处于残酷而极端艰难的个人处境中的病人，需要"一点蜂蜜的滋味"，如果说病人需要，克莱夫的确需要。五彩石可能代表的是有着繁盛、转化的潜能的阿尼玛。这并不是发生在正在做沙盘游戏的那个时刻，这类投射性的材料通常预示了许多个月之后发展的可能性，同时也表明了病人的志向和抱负。

沙盘中的那个男人可以在来访者内在重新统一的原型之地，朝任何方向随意走动。沙盘是自性的神圣空间。

第四次沙盘游戏

第十个月时，沙盘中出现了曼荼罗的结构，海胆壳处于核心

荣格学派沙盘游戏疗法

位置（见书前沙盘作品12）。海胆壳被认为能为旅程带来好运。人们认为它们有着神秘的中心，新的一代在之前的一代死亡之后，能够从这个神秘的中心向上飞升。

海胆壳的里面还藏有一只五角形的海星。这个五角形还没有指向精神上团结一致的四位一体的象征，但五边形的沙具被认为是朝着起源之点而升起。我认为那是宗教情感的动态表现。海星繁殖能力强，是丰饶肥沃的资源，很明显与月亮的某些方面相关。这些核心的象征观念非常适合病人现在的处境。

沙盘中央靠右的地方，是一个在劳动的人（病人），还有一个女人和一头狮子。狮子是温顺的，从病人的左边走过来。在这些沙具的后面两侧，位于右上角的是干枯的蜂巢，位于右下角的是属于父亲的帽子形状的石头，它在前一次的沙盘游戏中出现过。红色的印第安人在湖的对岸威胁着他们。沙盘的左边，石头和水晶排成一列。

狮子令人想起第二次沙盘游戏中出现的那一只。我认为那是男性的能量，与病人消极阿尼玛问题的整合有关。这次沙盘游戏表明，病人心灵中童年时期以及之后的心理创伤已经开始修复和矫正了。

发展情况

目前的治疗处于中断的状态。克莱夫辞职之后去度假。由于复杂的家庭关系，以及继续寻找出路的需要，他很长时间都没有回来。他去了国外一个遥远的宗教中心，这可能是在检验他的宗教信仰。与此同时，他的离开，也使他避开了因未付赡养费而受到的起诉，拖延了他的治疗以及进一步的发展。这些释放个性的消极尝试，荣格在《荣格全集》第七卷中做出了很好的描述。荣格曾提到，一个人如何把其所崇拜的先知的超人般的责任感，转化成谦卑信徒的毫无价值感。荣格把心理惰性描述为一种沐浴在神圣主人的阳光下的理直气壮的享受。而至于宗教中心，在那里信徒们可以聚集在一起，正如荣格写到的："并不是出于爱，而是要达到被理解的目的，它通过产生集体一致的气氛，毫不费力地证明其信仰的正确性。"（Jung，1961a，pp. 170-171）

克莱夫离开之前，曾告诉我，他在精神层面再也不会坚持性滥交了。这是首次的突破，寻求建立一种真正的关系。在他的来信中，克莱夫主动承认，还存在阴影的问题，还有很长的自性化的道路在前面。如果这些感受是真实的，还有待将来的时间来检验，那么似乎在治疗的情境下，出现了缓慢而平静的自我增强的过程，尽管消极的婴儿期的自恋，在三十年的时间里未得到处理，带来了严重的阻碍。对于自我得到增强这一点，克莱夫表达了感激之情。最后，他从国外回来，并安排继续接受定期的治疗。在第二次面谈时，他突然宣告说，要去国外的另一个宗教中心。我们真挚地道别。东正教的神父们告诉他说，荣格是一个"无信仰的人"。他还没有完全康复，没有认识到这种说法是不对的。

包括宗教本能在内的心理治疗中的自我

每一个人在其人生的道路上，必须自己去尝试，去经历自己的失败和成功。每一个人看待生活的方式都会有错误，就像没有人能找到终极真理一样。在西方的传统中，神学不是被信条（教条和教义）所控制，就是被"效法基督"（imitatio Christi）所掌控，牵涉到日常生活中的虔诚和"你和我"之间的温情。在教条主义的神学当中，宗教意象是在意识的控制下出现的；在虔信派的神学中，宗教的意义是相当个人化的。在这两种观点当中，自我的视角主导了解释权。自我受损的人会利用自我-神学（ego-theology）作为一种防御机制，去垄断宗教中的意象，并使之远离心灵的自性化。

在其各自的构想当中，弗洛伊德和荣格都认为，灵魂（从神学的方面来说）的科学只能通过一个人自己的自性才能实现。

> 但是，这条道路不同于……各种虔信派的方法，因为它并不是把宗教内容与自我的传记或个人经历相联结的事情。相反，它是把宗教意象看成是灵魂自主的病理机制，自我对此毫无意志的控制，也无法理解。

（Miller，1980）

宗教意象可用来进一步理解自性。荣格的《心理学与宗教》（*Psychology and Religion*，1969b）对此做了不容置疑的阐述。心与智之间的分裂可以得到治愈，如果一个人能够通过意象来感知，把心与智两方面都结合起来；宗教意象还有助于健康的自我获得超个人的观念。有一个情况很好地说明了这个观点：宗教的意义并不植根于"历史的过去，也不存在于终世论的未来，而是存在于此时此地。不在自我中，而是在自我受损的地方，在那里，自我的视角更为深刻，有着来自灵魂的智慧。"（Miller，1980）

克莱夫在教条中或有可能是虔信中对精神层面的追寻，其危险在于受损的自我会满足于宗教性的强迫性神经症。克莱夫的旅行，有心理的强迫性，对其追求精神生活的内在义务的自然意识产生了重大影响。所有的神经症都指向现实感的丧失。当他放弃对年幼儿子的责任时，他回避了一部分现实，这本是他应该承受的。相反，它被压抑在无意识当中。因此，发展的阶段被回避了，心理功能也相应地未得到发展。这种情况导致意识和无意识之间的分离（dissociation），克莱夫需要把这种分离付诸行动，于是他停止分析工作，中断其他的关系，导致"心理的碎片化、矛盾的行为，甚至令人无法理解的倒错（inverse）体验和态度"（Rudin，1968，p. 161）。

长期的自我受损导致的神经症，如果在生命的前半阶段一直持续存在，即是未得到充分发展的个体的真实意象的产物。因此，生命后半阶段的基础就有被动摇的危险。"在我所有处于生命的后半期的病人当中……没有一个其终极问题不是去寻找关于生命的宗教观的。"（Jung，1933）在荣格学派心理分析当中，宗教意象的范围及其发展都要处理精神指导方面的任务，不管分析师是否愿意背负这一重担。宗教人士应当了解并运用心理治疗和宗教之间的独特联系，正如当代荣格学派分析师应当重新认识他们的重任——在他们自己和病人当中建立宗教观和心理成长的基础之间的联结一样。

在这个心理分析的案例中，我想尽力指明一条工作的途径：我把重点放在象征性的转化及梦的材料的整合上。我把儿童的发展视为原型的展开，在这个案例中，这一发展被接受分析者的自我的立场严重阻碍。然而，我的来访者在分析中，还是部分解决了一些婴儿期的固着和情结。分析聚焦在关于梦境的象征内容以及沙盘游戏中所展示的原型意象的最深层的、最真实的体验上。

荣格学派沙盘游戏疗法

三、玛丽的故事：一个悲伤的成熟女性度过哀悼的历程

本个案是一个成熟的女性，她来接受沙盘游戏治疗，有一个特定的目的：处理悲伤、分离和哀悼。我称呼她为"玛丽"，她是法国人，50岁，她坐车到伦敦，接受了沙盘游戏治疗。在她姐姐"伊迪丝"去世后，玛丽希望在沙盘游戏治疗中表达她深切的悲痛和哀悼。伊迪丝病了很久，六个月前死于癌症。

两姐妹出身于贵族家庭，在凡尔赛郊外的上层家庭长大。她们和父母朋友一起，在位于阿尔代什的祖先遗产酿酒庄园里，度过了年幼的夏日时光。玛丽很小就开始学画画，在那里她用画笔描绘法国南部风光，度过了美好时光。伊迪丝十分外向，幽默风趣而且学习成绩优秀，玛丽则充满艺术气质，严肃且思想深邃。这种平静安稳的上层生活，使她们即使在结婚后，也保持着亲密无间的关系。伊迪丝嫁给了诺曼底南部的大庄园的继承者，她的丈夫从事证券交易工作，并管理庄园。玛丽嫁给了一个沉默寡言的医学生，他后来提升为巴黎几家医院附属眼外科的主管医生。他们住在位于凡尔赛的继承的房子里，而伊迪丝和她的丈夫住在是其三倍大的巴黎豪宅里。两姐妹各有两个孩子，多年来，她们一直都保持儿童时期的性格以及亲密无间的关系。伊迪丝去世时，玛丽悲恸欲绝。

玛丽来治疗时，衣着整齐，安静而又悲伤。她穿着黑色的香奈儿套装。我们花了很长时间，谈论几个月前她姐姐的痛苦，以及姐姐的死带给她的悲痛。丈夫和孩子对玛丽的悲伤都十分敏感。她想在治疗的情境下来表达她的情感，而不是通过她自己的

高超绘画技术。经过多年创作实践，她的绘画已经达到专业水准。因此，她不需要在治疗中采用绘画这一心理的媒介。她开始了每周一次的沙盘游戏治疗。

第一次沙盘游戏

沙盘中的风景平衡且丰富，从中我们可以获得一种诊断性的预示，即病人的沙盘游戏过程会呈现积极的状态（见书前沙盘作品 13）。六个水池表示病人与无意识有着深度的联结，在这里无意识由水和暗流来象征。

姐妹之间的关系无处不在，以成对出现的沙具来表示：两只鹳，两只天鹅，沙盘正上方中央位置的两位神，以及沙盘中央位置偏上方的两位中国女子。

"我是中间的那位着紫衣的中国女子。"玛丽说。玛丽是虔诚的天主教徒，她在沙盘中放了三位东方女神，表达她在宗教和哲学方面的觉悟：一个在弹奏曼陀铃，一个在纺纱，一个在休息。这些具有冥想的特质的女性在之后的沙盘作品中会多次出现。

几位男性的神，如古代的书吏和智者，排列在沙盘的左右两边。两位男性的神从高处俯视整个沙盘。玛丽的能量在悲伤中全部投入了精神层面，白色的马和金色的马可以很好地说明这一点。各种各样的鸟是天堂和人间的信使，十位智者是即将到来的表达悲伤的仪式的见证者。

沙盘左下方的印第安酋长，穿着装饰着白色羽毛的华丽衣服，身边站着一匹金马，表明病人有足够的阿尼姆斯的能量，能进入沙盘游戏的过程，并获得积极的效果。阿尼姆斯是女性的无意识原型结构中的心理意象，构成了女性的"男性特质"成分。阿尼姆斯在哀悼的过程中，在联结玛丽的创造性潜能和她的自性化方面有着重要的价值。荣格认为，阿尼姆斯与意义的原型紧密

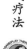

相连，以至于它投射的意象，对个体而言，具有强大的心理现实意义。

玛丽选用了印第安酋长这一沙具，表明她的自我有主导性和决断力，就像酋长一样，在沙盘游戏中得到了最好的表达；而接下来的一系列沙盘作品也将是基于经验的。我这样说，是因为传统意义上，要成为一名印第安酋长，其成功的经历被认为是极其艰难的，要求既有成就，也要有智慧。

用绿松石制成的中国狮是高度防御性和警惕性的象征，其附近是一块空旷之地或是一片墓地。这是分离和死亡体验的神圣空间。它既表征了姐姐的死亡的事实，又表征了在沙盘游戏空间中最深层的治愈发生的地方。左下方，有一名中国男子，他的身后跟随着一个活泼的、在翩翩起舞的中国女子。从预后来说，重要的是附近的牡鹿，它象征神灵的信使，通常代表纯洁的灵魂寻求洗礼，寻找圣杯或寻求通往天国的路。牡鹿每年更换的犄角代表再生。在英国，有时候在法国，人们会在坟墓上放一些鹿角，以示死去的人将永生。一只袋鼠及其袋内的小袋鼠再一次表达了病人对重生体验的渴望，就像凤凰从她被悲伤击垮的心灵中涅槃重生一样。

第二次沙盘游戏

一位中国妇女（病人自己）站在其丈夫身边，旁边还有金马和金色的羊羔（见书前沙盘作品14）。"我想和羊羔一起躺下。"玛丽说。羊羔是温柔和纯洁的象征。神秘的重生主题围绕着羊羔完美的天真。耶稣在受难，复活的胜利就是"生活在"金色羊羔里。羊羔在中国也有重要意义，在遥远的东方，它代表孝心。玛丽和伊迪丝对家庭都有强烈的孝心，她们彼此关爱，又十分恋家。

这里的神圣之家——约瑟夫、圣母玛利亚及其儿子耶稣——是对付她的姐姐的金字塔墓碑的精神支柱。这是永久埋葬之地，属于法老。附近的白色和金色的动物象征着精神层面的能量，弥漫在四周的氛围当中。

沙盘的左边是一口井，表明在哀悼的过程中，人的身体所需营养的重要性，驼队急切地向它靠近。他们渡过了沙漠的难关（或体验了与生命之源或水的分离）。他们也像传统的吉祥物一样，来到了我的沙盘游戏室，因为他们拥有关于沙子的知识。

第三次沙盘游戏

在沙盘的左上角，有一个金色的屏风，屏风的右边是金色的方尖塔，它们构成了七位男性的神的背景。在他们前面，是玛丽的原生家庭的主要成员：母亲、姐姐和父亲（见书前沙盘作品15）。沙盘左下方有三个中国的女神，其中数字三是生与死这一二元对立的冲突的解决方案。

这三位女神，与围绕着圣婴的倒置的三角形成了呼应。圣婴位于一块水晶上，那是原型的基座，表征的是永恒儿童。在约瑟夫和圣母玛利亚之间有一个图腾柱，表明玛丽的原生家庭成员现在是三个，而不是四个。三表示内在的统一和成长，但是问题终究存在。狮子或能量的过程，正离开坟墓，远远地走开了（朝右上方）。假如狮子与羊羔（圣婴）在一起，就会表现出自相矛盾的状态。玛丽还是没有解决她的问题。狮子的阳性能量象征男子气概，这里是指她自己的阿尼姆斯，它正远离玛丽的心理能量系统。她情绪抑郁，目睹美好时光的结束，而那个时候，她的家是那么完美和谐。

印第安酋长再一次出现，身后还有一只天鹅，天鹅与太阳有关，它宣告黎明的到来。它的洁白是真诚的、宽宏的、富有灵性的，代表圣母玛利亚。天鹅和酋长还表示一部分的阿尼姆斯的能量。这只至高无上的天鹅就是自性。根据女性的原则（其本质是雌雄同体的），天鹅是女神之死的象征。

第四次沙盘游戏

"死神"主导着这次沙盘游戏（见书前沙盘作品16）。他手里挥舞着一把剑，凡人会死在他的剑下。玛丽说："我要讲述这七块基座石的故事，这是有关我必须要做的事情的故事。"此时，病人有所突破，开始了解自我，也能感知到治疗中面临的任务是什么。基座上的沙具从左到右，第一个是金色的马，站在蓝色的蛋上。这只象征着精神的重生的宇宙之蛋，需要来自金马的能量，以便诞生。接下来的沙具是一棵开满红花的樱桃树。第三个是开满白花的苹果树。哀悼过程中需要有花开和成长，以对抗伊迪丝的死亡。接下来的一个是安详的女神的雕像，她具有完美与祥和的女性特质。第五个是一只红眼的猫头鹰。作为一只在黑暗中凝视孤寂和绝望的夜鸟，猫头鹰象征着死亡与智慧。

接下来的一个是孔雀，它光彩照人的尾羽象征人格的显著进步和发展，同时象征天堂里灵魂的永生。继续向右，是一块镶嵌彩色玻璃的石头。我多年的经验告诉我，女性病人经常用它表示发展的阿尼姆斯，它的底座或原型石上面是彩色玻璃，可以折射光。当玛丽在自己的自性化的发展阶段面对死神的时候，白色的母牛和弹奏曼陀铃的女神都是见证阿尼姆斯力量回归的女性特质。

空空的贝壳表明，依然要去承受孤独和寂寞的苦行之路，然而三匹蓝色的马提供了思维和精神的能量，能量流向孔雀，孔雀的绿色羽毛代表感觉的功能，蓝色的羽毛则与思维功能、治愈、天空以及深蓝色的大海产生了共鸣。

第五次沙盘游戏

沙盘的左上角是一位身着白衣的东方渔夫，代表双鱼座时代，或西方的耶稣（见书前沙盘作品 17），与上一次沙盘游戏中的死神相呼应。他的脚下是伊迪丝的金色灵柩。金色的屏风前面是一棵银色的生命树，它位于沙盘上方的中央。树的前面有两只玻璃制成的不死鸟，它们站在水晶上，充满爱意，象征坟墓外面的世界里永恒的爱。

玛丽说："前面是用动物代表的七个问题。我不知道它们意味着什么。"从正中央的白色大象开始，它是出现在摩耶夫人（Queen Maya）面前，宣告佛陀的诞生的动物。大象表示慈悲、爱和善良，是其他动物的中心。白色大象与太阳有关，因此是男性的，这里表明玛丽的阿尼姆斯完好无损，也表征了部分能量系统。

从左边的三只动物开始，最下方是松鼠，它能带来雨、水和雪。玛丽在这里想要表明的是，来自她姐姐的女性的滋养已经丧失，需要从其他源泉那里获得补充。在日本，松鼠表示丰产富饶，而悲伤会让人忘却这一点，对丰产富饶的存在变得毫无觉察。空寂而凝结的悲痛需要水去化解。

接着是一只绿眼的青蛙。青蛙与月亮相关，能带来雨水。玛丽需要这两种特质来帮助她修复心灵。当青蛙从水中跳到陆地上时，那是生命的延续。玛丽需要心灵的重生。青蛙的绿色眼睛象征着大自然的繁殖力量，可能所指的是玛丽会比姐姐长寿。

荣格学派沙盘游戏疗法

青蛙的上方是一只兔子，另一个与月亮相关的动物，暗示着玛丽失去与伊迪丝的女性特质的联结而带来的深深伤痛。兔子会在月宫神秘地出现、生活，也会和大地母亲在一起。然而，兔子是美国印第安人的捣蛋鬼。玛丽在之前的沙盘游戏中曾两次用到印第安酋长的沙具来代表她无意识的男性精神，也许兔子捉弄过她的阿尼姆斯。由于所有的动物都朝向沙盘的右边，我们希望玛丽能够把这些力量更加意识化。

在大象的右边，最下方为一只黑白相间、乳房饱满的母牛。母牛象征大母神积极和消极的特性。从它与月亮相关的层面来看，母牛代表母性的本能，滋养着所有的月亮女神。母牛既是与月亮相关的，又是与大地相关的。玛丽是两个孩子的母亲。她的母性本能重新出现了，但也需要大母神母牛的乳汁和雨水。在埃及，伊西斯（Isis）以母牛的炫目意象出现在奥西里斯（Osiris）的哀悼仪式上。

母牛的上方是一匹蓝色的马。它是玛丽的肉体，也是她的精神，因为她是那个会骑蓝色马的人。马白天拉着太阳神车，与太阳神赫利俄斯（Helios）相连。因其神奇之处，马经常出现在求雨仪式和与葬礼相关的祭仪当中。在哀悼期，玛丽有一种准备好采取行动的感觉，这是一种新的感受，然而就采取何种行动，依然是无意识的，因此马是坐着的。马还代表死亡之树，与沙盘上方中央的银色生命之树相关。现代的波斯语中，棺材意味着"木制的马"。蓝色是大海的颜色，与无意识相关；蓝色也与丰富的特质相关，因此是治愈的蓝色。

最后的一只动物是正在休息的母狮。这里的众神之母（Magna-Mater）、黑脸圣母（Black Virgin）、万物之母（All-Mother）、时光女神瑞亚（Rhea）或丰饶和爱之女神阿施塔特（Astarte），象征着保护和安宁。贵族家庭的血统保护着玛丽，并在她经受当下的巨大悲痛时，给予支持，让她相信有美好的未来。狮子是她的力比多，从隐喻的角度来看，相当于她的全部心理能量的流动。

六只西方的动物与神圣的白象（佛陀从其耳朵里诞生）形成鲜明的对比。我们从这一沙盘作品中可以看到，这些心灵的力量开始运动了，它们能够治愈玛丽现在承受的绝望和丧失。

第六次沙盘游戏

现在，病人开始用过去的沙盘作品中曾出现过的许多沙具来处理她的问题（见书前沙盘作品 18）。在这个沙盘作品当中有一种隔世之感，因为除了五个中国布娃娃之外，所有的沙具都是雕像或天使。五个娃娃位于沙盘的左下角，代表聚集在伊迪丝的坟墓边的玛丽的亲戚。爱情鸟占据了沙盘底部的中央位置，三位中国智者像一支仪仗队，站在其身后。沙盘的中央位置是一个黑色的尖塔。玛丽说："这是死亡之地的死亡之塔。"

六只成对出现的鸟围绕在尖塔的底部，它们是死亡之地与尘世之间的信使。在它们身后，几个男性人物围成了一个半圈，有点不同寻常。能够识别出来的只有约瑟夫。圣母玛利亚非常尊重这个男性群体，她站在他们身后，表明作为天后（Queen of Heaven），她尊重他们在死亡之地的特殊任务。

他们是谁？

这与埃及关于迎接去世之人的人物或外部器官的丰富信仰密切相关。关于这些男性人物，我认为是玛丽的心理投射，她心灵的部分能量用于处理关于她的姐姐的死亡旅程想象中的来世的方面。我认为，这些男性人物是：萨胡（Sahu）、卡（Ka）、巴（Ba）、凯布特（Khaibit）、库（Khu）以及赛赫姆（Sekhem）。

我们知道，埃及人相信有来生。在所有历史时期关于古金字塔文本的考察研究表明，来生的客观存在对他们来说是理所当然的事情。永生是最古老的埃及信仰。每一个人的愿望都是在另一个世界里重续生命，存在几百万年。在坟墓中对容易腐烂的尸体的保存，与来世的生活相关。这种物质上的肉体称为克哈特（khat）。尸体既不会离开坟墓，也不会在人间重现。

在沙盘中，伊迪丝墓边的亲友和七个天使，通过他们的祈祷的力量，使物质的肉体变成精神体，称为萨胡。精神体可以与灵魂交谈。它可以升到天国与神灵交流。与物质的肉体和精神体密切相关的是一个独立存在的抽象人格，它可以随意脱离和依附肉体，称为卡。卡是主宰个体来世的命运的动力。坟墓中总有特殊的空间，供高贵的卡享用。卡可以吃食物，也可以喝水。

与此同时，巴是死者的"心脏灵魂"，是高雅、脱俗的永恒存在，且能在天堂和人间随意变形。它会重回坟墓中的肉体，或生活在完美的灵魂所处的天堂。

凯布特是死者的阴影，通常被认为是巴的阴影，在旅途中陪伴它。悼念者的祈祷是希望凯布特不要受到束缚，而应该在灵魂附近自由游荡。

库是死者在永恒的存在中另一种永恒的层面。它是半透明的精神-灵魂，要比巴更加光彩耀人。库神们都居住在天国，且人死后，他的库能立刻加入库神们的行列。

赛赫姆是维持生命所必需的力量，存在于天堂的库神们当中。它与纯洁相关。巴奇爵士（E. H. Wallis Budge，1960）是英国博物馆埃及和亚述之古迹部分的前任管理员，他指出，英语中没有一种表达可以恰如其分地传达埃及语概念中的赛赫姆，除了太阳神拉（Re）。他被称为"伟大的赛赫姆"，意味着其意义中有着充满力量的元素。

玛丽的这一沙盘作品中出现的六位男性，可能是指伊迪丝永生的这六个部分。放在一起，他们有点类似在埃及的信仰中伊迪丝的阿尼姆斯。

圣母玛利亚站在男性人物的后面，待在一旁，表明这些人物对玛丽来说是能带来治愈的。两千年来，圣母玛利亚和耶稣都是最伟大的治愈者。与耶稣相关联的是前面提及的白衣渔夫，一个来自双鱼宫或耶稣时代的人。一个信奉基督教的人能够通过集体无意识中非凡的埃及-阿拉伯异教信仰，而获得精神上的恢复，这并不少见，因为埃及-阿拉伯的文化有着超凡的领悟和深刻的宗教情怀。

"三位恩赐女神"从沙盘的顶部朝下观望，暗示着多元文化的东方"三位一体"，俯瞰着这令人难以忘怀的沙盘游戏。白色的圣象预示着佛陀的诞生，正威严地向沙盘中央走去。这是一个关于精神与来世的沙盘作品。

第七次沙盘游戏

在沙盘最显著的位置，九个天使倒了下来，躺在像驳船一样的板上（见书前沙盘作品 19）。他们死去了吗？天使会死吗？玛丽根本不知道。天使的上方是三块蓝色的宝石：中间的一块是"哲学家之石"，是自性化发展的无价之宝。右边的那块石头上，圣母玛利亚站在上面，见证了天使"倒下"的过程。左边是那位弹奏曼陀铃的中国女神。在沙盘上方，就在这些女性人物的身后，约瑟夫躺在那里，似乎睡着了，在历经了玛丽的沙盘游戏中多次的"神秘参与"（participation mystique）之后，他需要休息一会儿。在他的身后是一块棕色的基石，表明那是属于他的地方。沙盘顶部的中央位置，是一个高高的雕像，是来自爪哇的佛陀头像。佛陀有一张人类的脸，在神龛里，受到金色的屏风和两个令人印象深刻的东方蓝色柱子的保护。在沙盘的右上角，一匹白马在一个小尖塔下休息，与上一次沙盘游戏中的死亡之塔相呼应，也象征着需要从玛丽的心灵中获得精神力量。睡眠、疲倦和休养生息，弥漫在这个如同沙漠一样的气氛当中。围绕在熟睡的约瑟夫周围的是五颗绿色弹珠，绿色是自然和谐、充满希望的色彩，也表示感觉功能得以回归，可以面对未来的生活。

第八次沙盘游戏

一艘埃及的船载着伊迪丝的尸体，开启通往天国的旅程。船划向一个煮蛋的计时器，这里当墓碑来用，上面站着一位男性的精神人物（见书前沙盘作品20），它在第六次沙盘游戏中出现过。在沙盘的右上角，玛丽的自我由一头中国狮的雕像来代表。石狮一动不动，玛丽在冥思苦想姐姐通往无意识之地的历程，而她希望姐姐是有意识的。玛丽在法国造了这艘船，然后带到伦敦，以表现这一值得怀念和令人思绪万千的历程。作为墓碑的煮蛋计时器中的时光之沙，暗示着沙子是玛丽丧亲之痛、分离之苦的调节者，现在她已经开始去容纳这种丧失和分离体验了。

第九次沙盘游戏

玛丽说，宏伟高耸的紫色大门是"通往神母（Divine Mother）宫殿的再生之门"（见书前沙盘作品21）。她在沙盘中创建的是有着河流与湖泊的变化的风景，湖边和河边围绕的是她在以前的沙盘游戏中有意识地用过的许多沙具。有许多鸟儿重新出现，在通往再生之门的神圣道路上排成行，有一种欢乐的氛围。沙盘的右下方，有两个中国女子，代表了伊迪丝和玛丽之间的联结。约瑟夫，还有印第安酋长及其树皮帐篷的两侧围着一群长颈鹿，显示出男性特质，在见证这一场面。左下方的两位中国女神显示出女性特质，也在见证这个场面。

在伊迪丝必须进入的大门上方，是神母和在她前面的一尊男性雕像。神母的两侧是孔雀，以显示她尊贵的地位。

在印度的神话当中，神母（Mahasakti）具有三种存在模式：（1）作为至高无上的萨克提（sakti，力量），联结了至高无上的创造与未曾显现的神秘。（2）作为人类的创始，创造了一切事物，并指引一切过程和力量。（3）作为生命的存在，使得人性和神性持续并存。

因此，对玛丽而言，她正为伊迪丝投射来自神母的审判的幻象，用印度神话中的神母形象，而不是天后圣母玛利亚来表征。

接受沙盘游戏治疗的病人，经常使用东方的人物，以在沙盘游戏当中为自己的心理过程定位。印度的神母被认为是全人类母亲的化身，是位于每一个人的脊柱底部的生命活力的化身。

玛丽自己也需要神母的恩赐，希望自己能够通过再生之门。这一沙盘作品中表现出的活力和平衡非常明显，可以看出玛丽的抑郁状态得到缓解，她的悼念开始为沙盘游戏表达带来创造力。

第十次沙盘游戏

这一次的沙盘作品有着巨大的力量，十分美丽。玛丽放置了一个巨大的太阳圆盘，照射着伊迪丝的坟墓（见书前沙盘作品22）。我们看到伊迪丝是一尊雪花石膏像，被白色灯光团团围住。约瑟夫和六位男性神祇在一旁观看那支奇特的送葬队伍离开了墓

荣格学派沙盘游戏疗法

地，朝右边移动。两位中国女神站在坟墓旁边，约瑟夫在祷告。白色圣象靠近五匹蓝色的马，与五层的宝塔一起，把这个区域与上方的区域区分开来。数字五象征一个人，他张开四肢，形成一个五角形。五角形意味着一个整体。上帝是四大力量的主要创始者。圣婚仪式（hieros gamos）是指二（女性）和三（男性）的结合。"五"还象征在玛丽身上这些力量的复苏，因为她能够离开墓地了：冥想的表达、宗教的情感、沙盘游戏创作中的多才多艺，是她在这里所表达的精华。

左上角，再一次出现了金色屏风、中国狮以及内含绿色石头的金字塔。石头被放在金字塔中，其精华得到了提炼，正如其他容纳在金字塔中的东西一样。

第十一次沙盘游戏

这一次沙盘游戏，展现的是一场礼赞仪式。玛丽使伊迪丝复活，在坟墓的中央与她相见。坟墓造得更加精致，是超越的转世化身的最后呈现（见书前沙盘作品 23）。树、灯光以及男女神祇，使坟墓带有神秘的宗教色彩。两只孔雀从神母的王国（见书前沙盘作品 9）俯视整个沙盘，五匹蓝色的马在银色的生命树边嬉戏。

七个天使从两侧围住两姐妹，两姐妹在天使的上方，她们正在离开一个东方的村庄。沙盘的右下角，有一辆黄包车，一个绿衣舞女带着一只金龟，缓缓离开玛丽想象的舞台。这是告别与重聚、作为延续的生命的死亡，是玛丽解脱和回忆的最后表现。

也许可以用埃克哈特大师（Meister Eckhart）的话来总结玛丽的工作："灵魂以其最大的力量获知一切。"也就是说，"像一面明镜，一个人可以在一个意象中看清万物"，因此，"直到她明白她还有大量的东西需要学习时，她才会走出无知的领域"（Evans，1924，p. 419）。

这位病人是一个成熟而平衡的女性，年龄为 50 岁。沙盘游戏在她的悲痛和哀悼的历程中，为她增添了平和的心态，使她达成了释放、回忆和重新开始的目标。无须言语，通过远离一切来自家人的影响，她发现了沙盘中的冥想空间，可以表达并发现她被压抑的情感和哲学思想。玛丽是一位天主教徒，她发现在美学上和情绪上运用沙具时，其核心部分是东方的意象，这是一种新的体验。玛丽表达了对沙盘游戏治疗的深切感激，她带着复苏的自我力量回到巴黎，在哀悼中继续生活。她能成功地表达其心理存在的精华，也认可她的沙盘作品中有柏拉图似的死亡与不朽的感觉。

库马拉斯瓦米（Coomaraswamy）曾提醒我们，"世界各地所有的传统都证实，我们内在有两个部分"；希伯来文中的"血性"（nefesh）和"灵"（ruah），斐洛（Philo）的"灵魂"，埃及法老和他的卡，中国的内圣和外王，心灵（Psyche）和灵（Pheuma），以及吠檀多学派（Vedantic）的"自我"（atman）和"自己永存的自性"（self's Immortal Self）。根据库马拉斯瓦米，终极的问题是："因此，当我离开时，我会依附谁？是我自己，还是永存的自性？"（Coomaraswamy，1977，p. 428）

用鲁米（Jalalu'd-Din Rumi）的话说，答案就是："在你死去之前，你就已经死亡。"所有的经文都坚持将解脱自己作为最终的精神实质。

玛丽对伊迪丝的哀痛，是她死去之前的一次死亡，沙盘游戏为她那度过黑暗和心碎时期的朝圣经历提供了三维的记录。

四、阿格尼丝的故事：一个少女在父母离异过程中进入青春期

我们所有人都处在持续的变化之中，我们通常认为青春期是作为儿童和逐渐成为成人的状态之间的一个快速过渡期。青少年会发现自己处于儿童状态与成人状态之间的边缘地带：两者都不是。他们的改变如此之快，以至于他们的身份含混不清，有时候会偏离主流社会的观点。

一个 14 岁的女孩被转介到我这里，她刚好在等待自己月经初潮的来临。在那个时期，父母说他们准备离婚，她的过渡期焦虑就开始强烈地表现出来了。尽管女孩的父亲和母亲都有各自不同的荣格学派分析师，也都在接受分析，但这不可避免地会引发一系列跟分居相关的事件，从而给我的病人和她 9 岁的妹妹带来很大的负担。由于家庭单元将出现变化，姐妹俩出现了一系列的问题，焦虑重重。

大女儿要求见心理治疗师，于是在初夏的一天，她妈妈的分析师把她转介给了我来接受沙盘游戏治疗。我把这位年轻的病人称为阿格尼丝。她不仅因为伴随着月经改变的青少年发展性危机而产生焦虑，曾经给她欢乐的原生家庭面临解体，也令她产生焦虑。她父亲有一个情妇，不久这对情侣将带着两个女儿去度假，把她们真正的、极度抑郁的母亲一个人留下。

阿格尼丝竭尽全力与这一切抗争。每天放学回家她都做晚饭，因为她母亲由于抑郁整天卧床。在学校，阿格尼丝努力学习，但没有参加她向往已久的社交团体。每个周末，她都在一个戏剧社团里演出，在这里她可以交新朋友，更加独立，也使她通

常内倾的自我意识变得更开朗一些。她最感兴趣的课程是法语课和意大利语课，她的梦想是有一天能够独立，成为一名同声传译。她父亲受雇于政府，对于父亲的忙碌、赚钱能力、独立性和职业感，她产生了认同。她也承受了母亲的一部分痛苦，理解母亲的痛苦，其程度令人惊讶：这之所以让我担忧是因为她母亲在其祖国被德国占领期间，曾被强奸过，并且在接受心理分析时经历了一段艰难的退行和退缩期。正因为这一点，她母亲的分析师产生了警觉，联系了我，告知我阿格尼丝会把她母亲的迫害焦虑内化，这有可能产生危害，因为阿格尼丝正步入青春期，按照她正确的发展阶段，她面临的是进入青春期的挑战和潜在的性方面的发展。

　　我们的工作模式如下：开始时阿格尼丝把她记录梦的本子带来，我与她一起来看待梦境，先让她做一些联想，联想关注的焦点在于她对其他处于青春期的少女的嫉妒情绪。她们有的在学校里受人欢迎，有的有一个稳定的家庭，或者二者皆而有之。阿格尼丝每天早晨六点起床去送报赚钱，她给我讲了她对于快乐的、中产阶层社区的印象，她住在伦敦市中心以外的地方。周末她得负责照顾她妹妹，因为她母亲在接受大量的药物治疗，父亲经常不在家，这个责任对于阿格尼丝真的是一个重担。

　　第一次面谈时，阿格尼丝在谈论她的生活时，表现出了相当的冷静和自制。她要求既做沙盘游戏，又谈谈她的梦。她的稳定性是一个关键的现实，因为家庭中的危机已经给她带来了意想不到的否定，因此我不想再否定她所要求的这种工作模式，虽然这从理论上来说对她会相当困难。我在描述这个个案时，会只描述跟她的沙盘有关的内容，因为我在整个夏天，逐渐减少了言语治疗，并在沙盘游戏过程中，采用了延迟的解释（参见 Weinrib,

1983)。在一开始的时候，她同时也需要梦的工作，我主要通过我人格中的抱持与客观反映的层面来对此做工作。

下面是对她第一次沙盘游戏的描述，这是在第一次面谈时做的，她父亲在前十分钟参与了讨论，然后在等候室里等着。后面他没有再参加面谈过程，但每星期都用车把阿格尼丝带到我在伦敦市中心的诊所来。

第一次沙盘游戏

阿格尼丝说那个身穿绿衣正在跳舞的中国女子是她自己，她正走在沙盘左上角的一座桥上（见书前沙盘作品 24）。她朝着她的母亲走来，母亲需要一辆人力车，"因为她已极度疲倦和抑郁了"。阿格尼丝的身后是东方式的建筑，"那是一个村庄，我家的房子是右边最小的那一个"。阿格尼丝说沙盘顶部靠右的地方有一头海象，长着长牙，"是我的朋友"。他可以从水中跳出来，"到我的屋里来看我"。这暗示着在水中（或无意识中）有一种能量可以有意识地加以运用，并且能够朝着上方的沙滩运动。

阿格尼丝说渔船上的渔翁是她爸爸。这里暗示了家庭状况。爸爸支撑着这个家庭，但他离开家的日子已经定了，他打算和他的情人结婚，一起生活。这个女人曾是他妻子最好的朋友。阿格尼丝对于只能在家里与母亲和妹妹一起继续生活，没有父亲的在场，感到十分焦虑。因此，原生家庭的统一和安全的原型状况将被打破，改变已经迫在眉睫。

有趣的是，在沙盘左下角的果园里，有一大块水晶。荣格认为，在人类的集体无意识中，存在原始的集体形式，它们影响着意识的素材被体验的方式。荣格把这比作水晶，而阿格尼丝也用水晶来表明她对于一步步逼近的家庭变化的原型意象的投射的深度。

> 这些原型的形式也许可以比作水晶的轴向系统，它预先确定了……水晶在饱和溶液中的形状，其本身并没有物质的存在。这种存在首先通过离子的形式来表现，然后以分子的排列形式来表现。……轴向系统……仅仅决定立体的结构，而不是……单个水晶的具体形式。……与此相同，原型拥有……一个不可改变的意义核心，这个核心决定了它总是以原则的方式出现，而不是具体的。

> (Jung，1939，p.79)

在沙盘的右上方，船的上方，我们看到了一只章鱼。章鱼通常预示着一种螺旋形的发展，当病人第一次进行沙盘游戏时，在心灵中会有上升和下降的感觉。与这种神秘的中心相关的是，章鱼暗示着阿格尼丝潜在的生殖能力。她在等待并期望着自己月经初潮的到来。但她尚处于青春前期，带着一种强烈的"等待"的处女的特性。大自然的生殖仪式通常是"蒙着面纱的"，需要一种死亡的献祭。在阿格尼丝的家中，母亲由于重度抑郁而卧床不起。生殖仪式上的哭泣和哀号，是阿格尼丝熟悉的声音。

在沙盘中，她在桥上迎接病重的母亲。这座渡桥暗示接下来的沙盘游戏治疗过程，不仅会使她更了解母亲的痛苦，也会使她明白由于月经的到来而达到女性成熟的阶段。

在友好的海象的下面是几个鸟蛤壳，它们是阿芙罗狄忒（Aphrodite）或其他海中女神的女性象征。据说，诗意的想象可以坐着鸟蛤壳做成的船"航行"。这里我们认识到阿格尼丝对于沙盘游戏的表达性的运用，以及在第一次沙盘游戏中就包含了对她必须与母亲和父亲达成新的、更为成熟的关系的动态预示。她把父亲放置在沙盘右边，把母亲放置在沙盘左边，两者相隔十分

荣格学派沙盘游戏疗法

遥远。这个初始沙盘作品暗示着阿格尼丝在沙盘游戏的历程中将发现通往女性气质的朝圣之路。她将需要戴上鸟蛤壳做的帽子，这是隐喻的说法，就像加利西亚的朝圣者徒步前往西班牙的孔波斯特拉（Compostela）去圣詹姆斯（St James）朝圣一样。在我看来，她的"保护神"将是沙盘游戏治疗本身，如果不是她的治疗师的话。

第二次沙盘游戏

在这次沙盘游戏中，阿格尼丝下降到了前言语的水平，暗示出家庭的能量（五匹蓝色的马）是如何汇集的（见书前沙盘作品25）。五匹马对应每一位家庭成员，包括父亲的情人。阿格尼丝小心谨慎地接纳或喜欢着这个女人，但在这个阶段，更多的是出于需要用爱意对待所有人以驱散家庭的风暴，而不是完全信服。

沙盘中有三个远古的石头圈，右边那个表明了阿格尼丝在阈下投射水平上最重要的问题——她的母亲失去了婚姻。一匹蓝色的马站在坟墓上，面朝着无尽的、毫无声息的基石，这暗示着父母婚姻关系的消亡。这匹蓝色的马（作为母亲的能量）只是勉强孤零零地站在那里，失去了丈夫的爱，以及丈夫对原初的家庭生活和家的投入和忠诚。

在沙盘顶部的中央，阿格尼丝觉得，可能她和妹妹也正面对着某种程度的抑郁，两块半埋在地里的深灰色石头暗示了这一点。蓝色的马一只前脚踏在一块灰暗石头上，它表征了阿格尼丝的能量，也大致表征了她妹妹的能量。每天在学校一天的学习之后，阿格尼丝要负责做晚饭，在需要的时候她可以让妹妹帮忙。她把晚餐放在盘子里，送给卧病在床的母亲，这时她表现出了良好的纪律性、灵活性和精力，以应付每天这种额外的责任和

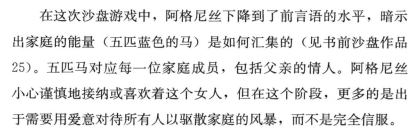

任务。

　　沙盘的左下角，石头围成的圈有些变化，里面有两匹蓝色的马，阿格尼丝认为这可能代表着父亲和他新的性伴侣。马站在石头上转圈跑。在这三个原始的分组中，有一种远古的原型构形和情感。悲伤痛苦的被遗弃的中年妻子，两姐妹间的血缘关系，作为人类繁衍基础的永恒的男女之间的关系，过去或现在，这些都预示着阿格尼丝即将进入青春期。

　　阿格尼丝已经深入思考过当前的形势，对此有深刻的个人觉察，但她所用的石头以及象征意义深远的气氛，这些暗示着集体无意识与个人无意识都投射在了这个力量强大但却孤寂的沙盘场景中。这里暗示着一种想通过抑郁体验死亡而获得重生的感受。

　　是与父亲及他的情人一起在达特穆尔度假，还是与生病的母亲待在一起，阿格尼丝必须在这两者之间做出选择。她的情感生活中的分裂开始了。

第三次沙盘游戏

　　这一次沙盘游戏表现的是处女对月经初潮疼痛的期待，阿格尼丝的月经初潮还没有到来。沙盘中有一种冻结之感（见书前沙盘作品 26）。这是一个东方的意象，暗示着阿格尼丝正处于酝酿阶段，以适应即将到来的成人期。

　　阿格尼丝说她就是沙盘上方中央那个着绿衣的女子，她正向着村庄走去。她母亲有两个形象：一个在她身后，坐在人力车里；一个在她前面，是在太阳伞下穿红衣正在休息的人。阿格尼丝在这里是一个送水使者，为她的青春期新的女性态度带来滋养。她非常尊重和理解母亲所遭受的痛苦。她也知道，要保持与父亲的关系就要接受他的朋友，把她当作"特殊的"亲戚。她与

荣格学派沙盘游戏疗法

父亲一起度假是为了寻求安全感，其中也带有一些隐忧。

冻结的湖中，占主导地位的是一头中国狮的雕像，这暗示着在反光的水的中央有一座受到保护的精神小岛，两艘渔船并排安静地停泊在湖里。阿格尼丝说这是她和她妹妹在等待着一个不确定的结局。在沙盘特别靠近左上角的地方，有一棵银色的树，暗示着在这神圣空间般的村庄里精神层面的成长。阿格尼丝作为新的女性精神的拥有者，必须很快进入这个村庄，因为她即将成为有月经期的具有生殖能力的女子。

萨德罗（Robert Sardello，1982）在《童贞的风景》中，引述了莱亚德（John Layard）的话语，其中写道："童贞是指从与母亲联合的基本本能向与灵魂的精神联合的渴望转化，童贞是个体灵魂的原初目的。"在童贞意识的笼罩下，这一沙盘场景平静的美中体现了一种精神的纯洁。它凝固的特性可能会阻碍心理的发展，直到本能冲破这一切，找到生命力的新能量。这个沙盘场景是静止的，几乎没有运动。月经初潮即将来临，像暴风雨前的平静。

第四次沙盘游戏

事情变化得很快。阿格尼丝的父亲与他的新伴侣搬到伦敦去了，一星期只在家里住两晚，这使阿格尼丝变得很消沉。不久他将完全搬走。每个星期在来我在伦敦市中心的诊所的路上，阿格尼丝都要翻过一座山，她把山与治疗的旅程联系了起来。她在这一次沙盘游戏中把这座山描绘了出来，这是她对沙盘游戏治疗和对我的积极移情的象征（见书前沙盘作品27）。她在山上放了四匹白马，这是原生家庭最后的意象或痕迹。父亲很快就要离开，家里就只剩下三个女人，没有男人了。

在沙盘的右上角有一座桥，是通往分析工作的桥。桥的下方，顺流而下，有两只白色的小天鹅，阿格尼丝说，那是"我妹妹和我在河里的生活"。即将出现的家庭的状况由沙盘左下部的三只白色小鸟来表示：又有两只天鹅代表两姐妹，她们的妈妈是陆地上那只充满深情的鸭子，她们太累了，不想游泳。

沙盘的左上方有一辆黄色汽车，来到伦敦郊区，象征阿格尼丝直觉的自我，她坐车来做沙盘游戏。沙盘右上方的桥以及黄色屋顶的房子上，有意撒了一些沙子，表明沙盘游戏治疗也是一个内在的旅程。

白色动物也暗示在女性月经初潮前的童贞。那些代表精神的白马歇息在山上，那座山有点臃肿，几乎是怀孕的，有月经即将来临的感觉。

阿格尼丝真正的旅程已经开始，她含苞待放，即将成熟。整个沙盘场景是一个由环形的山构成的曼荼罗意象。一辆绿色轿车在马儿身后驶过，那是象征感觉功能的颜色。

第五次沙盘游戏

这次面谈，阿格尼丝穿了一件新衣服，款式有点复杂，是她自己做的。她的头发也精心梳理过。她的父亲跟我谈话，告诉我她已经有了月经初潮。月经周期开始了，她觉得放松了许多，这似乎令她有点光彩照人。孩子的稚嫩褪去，少女的模样迅速出现了。足以证明这一点的是，有三位年轻男性在学校对她表示感兴趣，不像她之前吸引的那些，他们表达感兴趣的方式更有个人特点。同时，学校生活使她充满激情和活力，令她兴奋不已。

在沙盘的右上角，阿格尼丝用三只牡鹿来代表这三位男性朋友，这三只牡鹿在俯瞰一个树皮帐篷前的北美印第安家庭（父

荣格学派沙盘游戏疗法

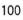

亲、母亲和孩子）（见书前沙盘作品 28）。两匹白马在水边吃草，海象和河马站在水里，靠近岸边。沙盘左下角附近有一个小岛，一只鳄鱼藏在小岛的树丛中。

我们先来解释一下这些动物的能量吧。鳄鱼反映阿格尼丝新的生殖力。它在岛上歇息，没有任何采取行动的动作。河马象征可能的子嗣的健康与活力（正如埃及象形文字中表达的），也可能代表母性。陶耳特（Trueret）是埃及的保护孕妇和产妇的女神，有时也以河马的形象出现，是奥西里斯的母亲。河马也暗示阿格尼丝对父亲压抑的愤怒，因为父亲永远地抛弃了她们的家。河马会杀死自己的父亲，并与自己的母亲"交配"。在这种意义上，阿格尼丝的阿尼姆斯，或原型意象中精神层面的男性原则（同时也由牡鹿来表征），就潜伏在她的初始沙盘作品中出现的那头友好的海象上。

两匹马象征性本能，正如人＋马＝人＋动物本能。马肉是国王（或一个人的自我）在圣典上的食物，圣典是在国王象征性地从女马神那里获得重生之后举行的（第四次沙盘游戏中也是如此）。马还代表大自然周期性的现象，因此也代表月经。马的普遍特质反映了阿格尼丝新的潜能：生殖力、母亲的象征、爱情与情欲、忠贞与敏感。马强壮有力，也显示阿格尼丝的力量以及照顾母亲的能力。

从印第安夫妇的新生儿可以看出，阿格尼丝生育孩子的能力已成为现实。原始水平的能量以质朴、简单的方式表现出来，这表明阿格尼丝不断壮大的本能力量，她已成为一个真正的、繁殖能力很强的女人。

第六次沙盘游戏

在这次沙盘游戏中，沙盘顶部的位于桥上的棕色的马，代表了阿格尼丝新的自我能量，在沙盘的场景中成双成对地出现，遍地开花（见书前沙盘作品29）。在其沙盘构建中，充盈着女性的特质。沙盘左边边框的中央有一个金瓮——一种象征女性精神的容器，它由一对身穿白衣的中国男女神祇看守。两只鸟、两条鱼、两只野鸭，把复制的主题进行到底。它像镜子中的映像一样，与现实相呼应，这是意识的象征。

阿格尼丝在自我觉察中迅速成长。她在学校突然间变得很受欢迎，同学们都以她为荣。她在这次沙盘游戏中到处散播她的人格的积极象征：智慧的猫头鹰、女性的铜镜（刚刚获得的女性的自恋和化妆品与香水的使用）、各种小贝壳（隐藏的女性特质在浮现）、一株成熟的西红柿、一个珠宝盒（阴道，作为潜在的容器），以及其他与女性价值有关的元素。沙盘右下方有一圈淡紫色的石头，表示周期性地排卵。石头圈被原始人视为繁殖力旺盛的神圣表现。

在沙盘右方，有一条盘曲的蛇在银树前栖息——在生命之树脚下正在休眠的潜在性本能。沙盘右上角是一块试金石，象征日益增强的对身体的自我觉察。它"稳固"在意识当中，是心不在焉、胡思乱想状态的对立面。阿格尼丝在学校注意力非常集中，这使她的学习成绩较以前更进一步。她15岁生日临近之时，自信心倍增。这一沙盘作品里有一种人格元素重新整合之感，表明已经开始进入新的阶段。她正在发掘自己的潜力和在学校中的成功意象。

第七次沙盘游戏

这次沙盘游戏是阿格尼丝15岁生日晚会后做的，它表现了青春期的问题，这与上一次沙盘游戏具有同一趋势。

现在，一些奇形怪状、不怎么熟悉的生物在向心灵挑战（见书前沙盘作品 30）。沙盘上部的中央有两个小丑和两个"狂人"，后者分别是紫色的和橙色的，看上去"很傻"。在沙盘的右上角，贝壳们在跳欢乐的舞，两个太空人也加入了其中。这些男人代表着对阿格尼丝而言的男性神秘之处。他们穿着石棉衣服，其身体难以看清。阿格尼丝尚没有关于男性生理的知识。在太空人下方，一架气垫飞行器载着乘客降落在沙盘里，来参加晚会。阿格尼丝的外倾转变非常明显。她在一个青年剧团担任角色，并在实验她的人格面具。

一只金色的球旁边有三只彩色的昆虫在嗡嗡叫。在罗马时代早期，对于怀孕有归因于吞下了一只昆虫的说法，其中虫子等于精液。这里再一次暗示了阿格尼丝更加意识化的性能力。一朵金色的玫瑰，或说是自我意象，在沙盘底部的中央，它被两片贝壳给遮了起来。阿格尼丝有欧洲和英国血统，金色的玫瑰是远古欧洲血统的象征，这非常贴切。她学习意大利语和法语的天赋说明，她母亲的欧洲背景给了她有价值的潜能。在玫瑰上方，一只金色的乌龟慢慢地爬向跳舞的贝壳。乌龟结合了象征女性的圆形的壳和象征男性的阴茎的头。它的润滑性能与女性的性器官有相似之处。由于乌龟自身带有甲壳，这暗示着阿格尼丝已经建立了较好的自我防御能力：自信已经使她更为沉着，并增强了自我价值感。她现在不那么害羞了，更加外向，有决断力。阿格尼丝习惯了自己突出的自力更生的能力，这使她更清楚地认识到自己是一个怎样的人。

但是银色的生命之树被来自沙盘左方的一阵"狂风"刮倒了。一只黄色的小鸡出现在一堆彩色的神秘石头中（排卵），这个区域还排列着蓝色的贝壳和玻璃。在沙盘的左上角有一只古怪的兔子，还扎着红色蝴蝶结。这是用漫画的手法来暗示男孩们面对她新出现的有点含蓄的性吸引力，在笨拙地大献殷勤。乳臭未干的少年是不成熟的，成熟的男人对阿格尼丝而言是一个谜。由于改变之风的吹拂，沙子的地形变得粗糙了。小丑和金色的玫瑰还未在阿格尼丝的心灵当中联结起来。

第八次沙盘游戏

这次的沙盘游戏把之前进行的沙盘游戏中的许多元素都结合起来了。沙盘中央的山上（像第四次沙盘游戏中的山一样）有一座透明的像阴茎一样的塔，里面放有一棵麦穗（见书前沙盘作品31）。镜子照射着银色的生命之树，树上栖息着鸽子，它是天堂和人间天真和纯洁的象征。第二次沙盘游戏中出现过的两匹蓝色的马向山顶走去。呈环形的跳舞的贝壳安静地躺在山下。沙盘的右下方，有一块石头被放在金字塔当中，暗示着变得敏锐的觉察力和孕育。在沙盘顶部从右至左，东方的宝塔和盛开着鲜花的树暗示着女性必须经历和获得的成长和发展阶段。在沙盘左上角，一个中国的女神安详地俯视整个沙盘场景。在她的双脚附近，两条金龙在"戏耍"着金色的玫瑰花，玫瑰花被两片竖立的贝壳保护着。在沙盘的左下角，一只蝴蝶在歇息，它代表的是从卵到毛毛虫，再破茧成蝶的转化过程。莎士比亚曾写道："因为人们就像蝴蝶一样，只会在夏天翩翩飞舞。"（《特洛伊罗斯和克瑞西达》，*Troilus and Cressida*，Ⅲ，3）。进行这次沙盘游戏时夏天已经快结束了。

格雷夫斯（Robert Graves）认为，蝴蝶能够歪歪扭扭地飞，但它总会到达它的目的地。这可能是指阿格尼丝的家庭处于父母离婚的状态，由于没有父亲，生活过得"歪歪扭扭"，但是现在

荣格学派沙盘游戏疗法

阿格尼丝不管是在学校里还是在家中，都正在向她的目标靠近。

　　第九次沙盘游戏

　　装有麦穗的阴茎状的塔被平放着，形成了一个基座，一头巨
大的白色公牛站在上面，面对着意识（见书前沙盘作品 32）。公
牛既是阳性动物，也是阴性动物，代表阿格尼丝强有力的阿尼姆
斯，与其性别相反的精神上的男性力量，由其左边的中国男智者
和其右边的中国智慧女性引导着。在密特拉教的信仰中，麦子据
说是从公牛的身体里长出来的——在巴比伦、腓尼基、埃及和巴
勒斯坦，它是看不见的神的送信人。

　　公牛作为一种阴性动物的时候，在希腊神话中，它被用于向
得墨忒尔、维纳斯、乌拉尼亚（Urania）、雅典娜和赫拉献祭。
白色的公牛与月亮女神帕西法厄（Pasiphae）的故事有关。帕西
法厄爱上了她丈夫米诺斯（Minos）畜群中的一头公牛，在代达
罗斯（Daedalus）的帮助下，她装成一头母牛，诱惑了它。当米
诺陶洛斯（Minotaur，牛首人身的怪物）出生的时候，米诺斯出
于羞耻，把他藏在迷宫里。在埃及，只要寺庙里安放了一尊新的
公牛雕像，妇女们就都会向它暴露自己的生殖器，作为一种生殖
礼拜仪式。

　　在宇宙进化论（cosmogony）当中，白色的公牛意味着贞洁、
忍耐与和平，这些正是阿格尼丝掌握她的新的处女力量所需要的
素质。密特拉教的仪式中，用公牛来表达女性的原则被男性
穿透。

　　在沙盘的右上角，是女神迦梨（Kali），在印度的经典文献
中，白色公牛在梦境中或意象中出现，则预兆着迦梨女神的到
来。迦梨是黑色的母亲，在这里她象征着阿格尼丝抑郁的母亲，
阿格尼丝全心地爱护着她。迦梨女神的前面坐着一个印度女人，

是她父亲的情人的象征，是导致阿格尼丝的母亲在心理上抑郁和失落的"重要人物"。一扇神秘的紫色的超越之门，高耸在这些人物之上。两位女性的前面，有一个黑皮肤小女孩和两个白皮肤小孩，看起来就像是关于托儿所、幼儿园、儿童原型意象和真正的儿童期的遥远记忆。沙盘左下角的地方是阿格尼丝的另一个形象，是身着蓝衣、佩戴珠宝的印度女人，正在梳着一头长发。在沙盘左上角，一个印度男人代表阿格尼丝的父亲。他父亲疼爱地看着她，同时在吹长笛。但阿格尼丝没有看她父亲，没有看她悲伤的母亲，也没有看她父亲的情人，她的独立性正在迅速增强。

在阿尼姆斯公牛的下方，母牛在吃草，等待着穿透和受孕。阴茎状的塔标记出了公牛的位置。

可以想象，阿格尼丝的阿尼姆斯已经强大，能够适应心理发展的节奏。她与校友，而不是她的家人，第一次出游国外。排列成环形的树象征着她成长发育的身体。

第十次沙盘游戏

这最后一次沙盘游戏，令人十分感动。阿格尼丝是沙盘中央那个穿蓝衣的印度女子，她面对着妹妹，一起击鼓（见书前沙盘作品33）。母亲一个人站在沙盘的左边。她的前面坐着一对夫妇，是父亲及其第二任妻子，他们正在奏乐，开始家庭的新生活。在沙盘的右上方，湿婆以舞蹈之神娜塔罗伽（Nataraja）的形象出现，其妻子帕尔瓦蒂（Parvati，喜马拉雅山之女）在左边一同站着。当帕尔瓦蒂跳起宇宙之舞时，她变成了迦梨。她的舞姿，在这次沙盘游戏中所表现的，展示了人类灵魂的一面。她以迦梨的身份，和着阿格尼丝的家人所奏的音乐翩翩起舞，这样可以消除罪孽、软弱，以及对所有在场的人的依恋，由此可以产生真正的

荣格学派沙盘游戏疗法

身份认同。

在沙盘的右下角，有三个容器，代表阿格尼丝、她的母亲以及妹妹，是由三位女性组成的家庭。阿格尼丝在陶罐中填放了沙子，象征阿格尼丝在沙盘游戏治疗中体验到的治愈和转化。她跨入年轻女性行列的通过仪式（rite de passage）是最好的例证，说明沙盘游戏能帮助一位少女在面临月经初潮且又遭遇父母离异的种种压力之下获得成长。

在沙盘的顶部，有两头水牛，象征力量和共同忍受痛苦，它们站在湿婆和帕尔瓦蒂旁边。通过这对天作之合的夫妇，阿格尼丝投射出自己的希望：有一天，她能与自己的"情投意合之人"结合。

沙盘游戏治愈了压力以及发展中的尖锐矛盾。其非言语的力量使一个起初很害羞而又认真的女孩，亲身得到体验，并且这是在男性治疗师面前完成的，标志着她已进入女性成年期。沙盘游戏中没有尴尬，无须抱有歉意，也没有掩饰。它的意象，对于那些初次面临对沙盘意象的综合解释的人们而言，有助于顺应自然，挖掘本性。

沙盘游戏的解释只适合成人这种说法很片面，因为对于那些被教育得理智的、遵守纪律的、学习刻苦的学生而言，沙盘游戏能够激发并拓展他们的想象力。沙盘游戏是自由的，但又能为过渡期的焦虑提供坚实的基础，它有一种抱持的力量，使个体更好地顺应自然本性发展。我要感谢阿格尼丝及其家人，允许我发表此个案。它成功地说明，在荣格学派传统下进行沙盘游戏治疗，是教育心理学的很好工具。

综合解释法

结合上述四个案例，我想对我一贯使用的综合解释法所涉及的荣格学派的理论做个简要介绍。

简化论的方法是试图把一切都追溯到原始的本能之上，荣格学派对沙盘游戏进行综合解释的方法则不同，是把心理的素材发展为对心理素材进行区分的过程。因此，综合解释法对沙盘游戏中的象征性的幻想进行详尽的分析。这样做，需要力比多向内发展。当对意象的解释揭示出一种新的态度的时候，需要牺牲掉原来的态度，朝着新的态度发展。荣格把这种朝向新态度的改变称为"超越功能"。

在象征学当中，当我们探究某个概念的可能意义时，概念就变成了一种隐喻。沙盘游戏是具有创造力的，但它并不完全了解这些意义，也不能绝对拥有这些意义。象征性的解释所起的作用是增强病人的自我，提高其与无意识进一步进行区分的可能性。在建构沙盘场景时，作为从无意识的根源进行意识区分的行为，观念会涌现出来。然后自我会对解释所揭示出的内容进行思考，从而能够与自性重新统一，就像原始人在与大自然一起参与的神秘仪式中所做的那样。

在沙盘游戏中，心灵的体验是生动的，观念并不会令人僵化，而是通过沙盘游戏者眼前的实际操作而得到清晰可见的三维形式的表达。这会产生一种新的潜力：沙盘游戏会回归到远古的集体素材之上，使沙盘游戏者退行到前历史时期的心理状态；这一退行的过程之后，意识通过此时此地对其相关意义的觉察，使沙盘游戏者的自性得以复苏。这种生动的体验似乎能重续心灵持续不断的动力状态。

当被本能淹没的现象出现时，会产生对其混乱动力的阻抗，对形式和秩序的需要就是一种补偿。沙盘游戏可以使混乱和有序迅速而灵活地转换。沙盘游戏者的心灵会创造象征，表达这一动力谱系（从混乱至有序），释放无意识的力比多。释放受压抑的能量，正是象征极力想要指出的，或在一定程度上想要说明的。当成人进行沙盘游戏的时候，童年期幻想的意象以及之后儿童原型在意识意象中的投射，都在尽力寻求实现和整合。幻想通常能预示无意识中已预先得知的事件。

荣格曾不止一次地提到，一个补偿的象征来自一个任何人都意想不到的地方。在创建一个沙盘场景时，没有预先的思考是最重要的态度。象征性的游戏是一条中间道路，它可以使矛盾的对立面一起流动，产生一种新的运动。停滞的功能会重新焕发生机；受压抑的、被贬低的元素，会通过意识生活中赋予价值最少的功能，进入沙盘当中。沙盘游戏者受限制的全部潜能，会通过沙盘游戏而激活。受阻的心灵会逃离母性深渊的诱惑，再次开始流动。新的生命之花会在贫瘠干旱之地盛开，正如《以赛亚书》所描写的那样：

那时，瞎子的眼必睁开，聋子的耳必开通。

那时，瘸子必跳跃像鹿，哑巴的舌头必能歌唱；在旷野必有水发出，在沙漠必有河涌流。

（《以赛亚书》，35：5-6）

第五章 走过作者的书房

沙盘作品形状图的首次绘制

在从事沙盘游戏治疗的我的同事们中间存在一种彼此心照不宣的共识，即不把与心灵投射的领域有关的沙盘区域绘制出来。拒绝这样做的理由很充分，因为要从数量巨大的沙盘作品中观察到某些趋势，是十分困难的。由于涉及的变量数量众多，要正视统计的证据不是一件容易的事情。我随机抽取了 1 000 个沙盘作品样本，发现超过 95％的沙盘作品表现出下列图解中的一些趋势。我相信，它们有助于人们认识到在大多数沙盘游戏治疗的过程中，极有可能发生些什么。当然也有许多例外的情况，这就是沙盘游戏会有无尽的吸引力的原因。

人类的心灵被投射到沙盘里，有三种主要的水平：意识的水平、个人无意识的水平以及集体无意识（原型）的水平。在此基础上又产生了七种基本的水平组合，其中一些或所有的水平都可能出现在任何一个图解中。列举的时候我会编上号，然后讨论在每一个图解中有哪些水平。

沙盘作品中的投射水平

水平 1　仅有意识

水平 2　仅有个人无意识

水平 3　仅有集体无意识

水平 4　意识加个人无意识

水平 5　意识加集体无意识

水平 6　个人无意识加集体无意识

水平 7　意识加个人无意识与集体无意识

（成人的初始沙盘作品中通常出现的是水平 7）

在介绍下面的图解时，我会尝试指出心灵在创建原创的、自发性的沙盘场景时所采取的趋势。这些图解并没有什么正式的顺序、规则或理论。我想对心灵采取何种隐秘的形式来使用沙盘进行研究，我从我的成年病人的沙盘作品照片档案中随机抽取了 1 000 个样本，这些图解表现的是 1 000 个样本中有 950 个样本呈现出的形式。

图 5-1 所示的是大多数沙盘游戏者创建地形时经常选择的顺序。当然，也有的人不会改变沙子的表面。但在这里我们只对那些沙子被塑形或移动的沙盘作品感兴趣。一般而言，沙盘游戏者会改变中央地带（A），然后在右上角活动（B），然后是左下角（C）。我把这种主要的塑造方法称为"经典"方法。上面所说的水平 2 至水平 7 都可能在心灵的投射中呈现出来。

图 5-2 所示的是自我的素材更有可能被表达以及原型的素材最有可能出现的大致区域。当然，也有的沙盘作品投射的全部都是自我水平或全部都是原型水平，就像前面的水平表所指出的那样。然而，当全部是自我水平或全部是原型水平的格局被打破之

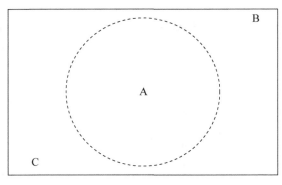

图 5 - 1

后，大约 95％的成年病人表现出的模式就是图解中的情况。水平 5 或水平 7 适用于这一图解。

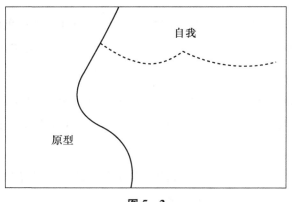

图 5 - 2

图 5 - 3 所示的是与身体移动、物体摆放的决定以及摆放时的思考程度有关的物体摆放位置。沙盘游戏者对沙盘上半部的态度比对下半部更为审慎。水平 1、水平 2、水平 3、水平 4 或水平 5 适用这一图解。

在运用水平 4、水平 5 或水平 7 的沙盘作品中，我们得到了这样一幅错综复杂的画面：意识的素材、个人无意识的投射和集体无意识的意象相互交错，相互影响（图 5 - 4）。当这些水平都呈现的时候，这种设计是我对于不同趋势的分类当中最有力的表现形式。

荣格学派沙盘游戏疗法

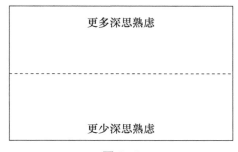

更多深思熟虑

更少深思熟虑

图 5-3

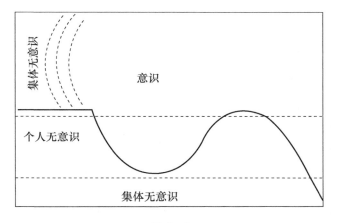

集体无意识

意识

个人无意识

集体无意识

图 5-4

　　图 5-5 与沙盘游戏者的材料的相关性有关。箭头指的是所选择的沙具的方向、互补性、直接对立、互补对立、颜色平衡等的关系，或指明"活动的"沙具的行动的动态运动路线。水平 1 至水平 7 都适用于这一图式。

　　图 5-6 仅与水平 2、水平 3 或水平 6 有关，"双重防御"表明了地形的设计，或在使用沙具时用了两列，就像战斗或防御心灵素材。荣格学派的文献当中对防御性的曼荼罗做了广泛的探讨，这里也适用。通常右上角的设计比左下角有更多的尖角。如果认为双重设计的曼荼罗必定意味着自性的显现，那就大错特错了：它可能只是表示一种麻烦的、困扰的自我问题。

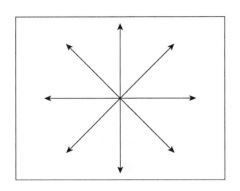

图 5 - 5

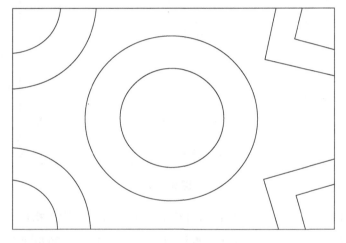

图 5 - 6

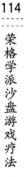

在水平 2 至水平 7 上，我们经常看到，阿尼玛（有时是阿尼姆斯）会在沙盘的左上角呈现意象（图 5 - 7）。家庭成员的汇聚经常出现在右下角，有时候会与代表男性特质或阿尼玛的一组沙具一起出现，但比较罕见。在一个完整的沙盘游戏过程中，我一般总会看到阿尼玛和阿尼姆斯的素材，其意象是发展的，有着极大的力量。就这一方面而言，沙盘游戏是对荣格的原型理论最好的证明。

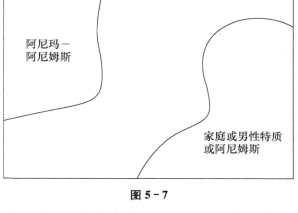

阿尼玛-
阿尼姆斯

家庭或男性特质
或阿尼姆斯

图 5 - 7

自性的显现可以发生在所有水平当中，从水平 1 至水平 7。
我发现，支持或反对自性的动态行为，如果表达了的话，通常发
源于左方（图 5 - 8）。更为常见的是自性处于中心位置，不仅仅
是一个环形，更多的是一个球形的区域，在沙中形状并不是十分
明显。

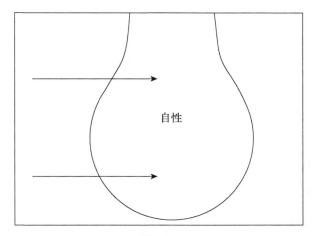

自性

图 5 - 8

这八种图解是我已发现的一些重要的场景，其他的还有无
数。我认为，在我的成年病人中它们可以作为某种普遍趋势的指
示。我们无法控制专业的沙盘游戏室的气氛、大小、颜色以及形

状这些外在的影响——以及治疗师的人格——所有这些都是病人进行沙盘游戏时在内部世界所发生的。测量也许是不可能的，但是通过沙盘游戏者的心灵所呈现的趋势图，却可以获得一些暗示和一定的了解。

沙盘游戏的诊断应用

我已指出，上面的图解研究由于不可控的变量太多因而不适合进行统计学上的验证。在一次由英国分会主办的国际沙盘游戏治疗学会（创始人：多拉·卡尔夫）的大会上，笔者担任主席，有来自米兰的四位国际沙盘游戏治疗学会会员做了题为《儿科医院精神病部门沙盘游戏疗法的使用》的报告，预示着对沙盘游戏治疗使用统计证据成为可能。论文的作者是荣格学派分析师马里努奇（S. Marinucci）、蒙特奇（F. Montecchi）、纳格利奥（G. Nagliero）和托特拉尼（D. Tortolani）。这个研究小组已能够描述患有癌症的儿童的沙盘作品的不同点，并能测定谁可能会活下来、谁可能会死去。他们在罗马耶稣圣婴医院（Bambino Gesu Hospital）有沙盘游戏治疗的设备，其中记录了在每次治疗面谈中所发生的事情：言语或非言语的行为、对沙具的选择和使用以及沙具的摆放顺序等。沙盘作品会被拍摄下来，治疗师通过做记录和绘画，可以从以下各方面来精心做诊断：

1. 沙和沙盘的使用。
2. 沙具的选择。
3. 实际的结构。
4. 空间的使用。
5. 言语表达和非言语行为。

在癌症病人身上，我们可以从其初始沙盘作品中发现与肿瘤病理变化有关的预后迹象。这创造了一种改变预先建立起来的僵化的生理-心理程式的可能性，这种程式严重地限制了病人的生命质量。癌症及其与情感、压力的相关研究表明，癌症病人普遍的性格特征是：处理情感的丧失有困难，性情偏抑郁、绝望，没有能力来接受并处理攻击性的倾向，偏爱否认与消除的防御机制，同时在创造象征方面（symbolization）存在困难。患癌症的儿童有一种倾向，就是较少要求父母的关爱，从而导致大量的行为退行。

以下描述四个长了肿瘤的儿童的沙盘作品。一个 11 岁的男孩肾脏中长了肿瘤。他忍受不了治疗，被转介来接受沙盘游戏治疗。他创建了一个十分复杂的场景：沿顺时针方向开始建构，从右下角开始，也在那里结束，在右上角有一小片森林。他自己这样描述这个场景：

> 牛仔在袭击印第安人，想夺取他们的土地和牲畜；这儿有一些印第安女人在生孩子。这儿是一片森林，里面有一些动物在寻找猎物。在这里，岩石的尖顶上是一只雄鹰和一些土狼，它们在等待战争结束，这样它们和它们的后代能够吃死尸的肉。这儿是一头大母猪在喂小猪。

很明显，在他的沙盘作品中，这个男孩用远古的口欲期攻击性效价（oral aggressive valences）来表征暴力，同时又带着柔和而细致的细节。这是一个动态的场景：出生、死亡到重生一起被呈现，同时以连续不断的转化的形式循环地联结在一起。

一个 12 岁的女孩长了肾母细胞瘤，她拒不接受安排好的治疗，因为这会引起脱发。她被转介而来做沙盘游戏。她很喜欢她的头发，经常要妈妈梳理。在面谈过程中，她花了大部分的时间来抚平和拍打湿沙，挖出小沟作为街道。她把沙盘中的沙具以一种强迫性的方式来放置，之后又重新安排。她创建了一个小镇，这儿一切都很平静，秩序井然，各就各位。"最重要的是，"她说，"这里没有混乱……我讨厌混乱……这是我愿意住的地方。事实上，这就像我住的小镇一样。"

接下来的两次面谈中，这个女孩重复了这个场景，完全相同，创建的方式一样，做出的描述也类似。第三次面谈时，她拒绝再创建另一个沙盘场景。

这个沙盘作品里的每一样东西在时间和空间上都是固定不动的。这样建造的方式表明她喜欢否认或消除任何攻击性的冲动或任何所谓的"阴影"。似乎她最关心的是将时间和空间凝固。

一个长有多形性横纹肌肉瘤的 11 岁男孩拒绝医生强制的限制。他会偷跑出去踢足球，不顾自己的胸腔有一部分曾被切除的事实。

他创建了一个森林，里面有各种动物，一个猎人在搜寻猎物。他的描述是这样的："这是一个生态环保的场景，有许多攻击性动物，但不必担心，因为它们只是为生存而杀戮。这属于平衡的问题。"第二次的面谈给出了预后迹象。沙盘场景呈现的是一个现代人身处一群争斗的恐龙中间，他解释说：

> 查理·卓别林在玩一台时间机器，他发现自己身处史前时期，恐龙在自相残杀，人类还在茹毛饮血。如果我处在这种状况下，我真不知该怎么办，因为我不知道这个时期的人们是怎么生活的。

对于接下来会发生什么这一问题，他的回答是："查理看到这种场面非常震惊，在一个专家的帮助下，他回到他所属的时代，再也不玩时间机器了。"这个场景的特点是原始的攻击性得

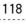
荣格学派沙盘游戏疗法

到了口头表达，对时间的知觉受到了干扰，这让男孩超越了个人的故事而投射到了史前时期。然而，男孩并没有动摇——就像在现实生活中他并没有放弃对生命质量的追求。

我们要了另一个 11 岁男孩的初始沙盘作品的照片，他长有胚胎期多形性横纹肌肉瘤，拒绝医生的处方治疗。每一次用增殖抑制剂，他都抱怨腿有肌肉拉伤，这从医学上无法解释。他父亲抱怨说，事实上这种治疗使他儿子的情况更糟了。每次面谈他的父亲都是背着他来的，因为他不能走路。在这种剧烈疼痛开始后不久，精神病学的干预和肿瘤治疗的干预就中断了，因为这个男孩不愿离开家。

男孩对沙盘场景的描述如下：

> 这是一个平静的农场，人们自给自足。他们唯一担心的就是要把狼限制在河的另一边。一次几匹狼袭击了一个农夫，但没有杀死他。然而，它们吃了一头羊。每样东西都是静止不动的。拖拉机放在大门前，导致很难从大门通过。

当治疗师指出有几座桥以及一个似乎向外走的牧羊人时，男孩回答道："牧羊人想把羊带出去，但他的父亲很害怕，告诉他不要去。牧羊人认为河的对面草更多，但他还是回农场去了。"停顿很久以后他才说："这像是我祖父母（或外祖母）的农场。那是一个好地方，我小时候很爱去那儿。"值得提及的是，男孩的祖父母、外祖父母中有三个都死于癌症，他的父亲也患了严重的肾病。

在这一沙盘场景中，与其他的一些沙盘场景一样，有一种明显的尝试，即凝固时间、留住快乐的地点，消除每一个可能带来攻击性的方面，但其代价却是停止生存。在这儿，时间不是他的时间，地点也不是他的地点，时间和地点都是他父亲和祖父母

（或外祖母）的。

完成这些沙盘作品两年半以后，第一个和第三个孩子"被治愈"了，而第二个和第四个孩子在沙盘游戏干预几个月后就死去了。这里有很多的含义，我简要列举几点：

1. 心理时间维度的困扰。
2. 固着/永远停留在远古的口欲期。
3. 病人与其攻击性的冲动及一般的阴影的关系。
4. 父母的幻想所起的作用，以及父母与孩子之间容器/内容的相互作用。
5. 与个体自性建构的联系，以及它与时间的关系。

来自米兰的分析师指出，至少就门诊室的病人而言，能战胜癌症的病人都是那些能描绘并面对他们的口欲期攻击性效价而不否认它们的人。这些病人的自性是完整的，其中包含了原型阴影的可怕体验。他们也有处理自己的心理冲动的可能性：接受它们，容纳它们，转化它们，赋予它们意义。

关于时间，另一个男孩说道："过去总是试图回来破坏现在，因为它没有意识到事情已经改变了，有些东西再也不可能重来。"这些病人的第一需要是有人支持他们的痛苦挣扎，以及尽管生活艰难可怕，依然能够帮助他们保持生的希望。他们并没有放弃生命，他们需要帮助得以生存下来。

死去的那两位病人的情况完全不同。他们都没有与自性建立联系，或是自性过早地被破坏掉了。它的替代品是对伊甸园的原始幻想，因而需要把所有攻击性的冲动或是转化的事件都从伊甸园中赶出去。时间和空间被凝固在没有历史的维度之中，即使是有历史，也是父母的历史，他们无法从中分离。这就是他们为什么放弃生的希望，也许他们仅仅是需要帮助他们死去。

来自米兰的沙盘游戏治疗师指出，注定要死去的这些孩子没有关于自身的有意识的历史作为与其父母相分离的历史。第二章在讨论维尼考特关于"过渡依恋物"的理论时，描述过关键的对自性的认同。对这些孩子而言，对自性的认同这一阶段并没有发生，当试图通过疾病来完成分离时，分离却实质上变成了这些孩子肉体上的死亡。这个事实中带给我们的启示，依然需要大多数社会服务机构、儿科医院和护士学校予以充分了解。那些帮助孩子的人如果能更充分地了解这些启示的话，就可以进行更有帮助的预防性干预。

通过这种方式，在米兰工作的研究小组似乎有可能从这些癌症病人的沙盘作品中得到确凿的统计数据，对变量的有效控制使得获得可行的统计证据成为可能。这将部分消除心理学学术界对深度心理学家的一些怀疑，认为他们的解释流于空想。未来沙盘游戏治疗在诊断方面的作用初见端倪。

沙盘游戏的自由发挥式运用

有一种沙盘游戏干预的形式只适合经验丰富、直觉敏锐的治疗师使用。我曾看过多拉·卡尔夫使用这种技术，在拥有多年正式运用沙盘游戏疗法的经验之后，我曾两次运用这种技术：第一次是在一家佛学院的一次特殊课程上，当时卡尔夫女士生病了，我代她上课；第二次是在澳大利亚阿德莱德位于山上的一所著名的康复中心。

这种运用沙盘游戏的方法绝不能被称作分析，它是有预言性质的，有点像占星术，但十分有效。虽然只做了一次沙盘游戏，但却立即尽可能充分地对沙盘作品进行解释。

这似乎很令人吃惊，因为一些只做了一次沙盘游戏的人取得了非凡的治愈效果，获得了深刻的领悟，但我要警告大家，这不是一种方法，而是对一个沙盘作品特殊的、直觉性的品味。对于直觉相当敏锐的从业者来说，这种方法很有帮助，甚至可以取得有价值的心理治疗效果。

针对儿童的工作还有另外一种治疗变式，即治疗师参与到儿童的沙盘场景创建当中。这通常包括一些言语反馈，以了解在儿童与治疗师之间发生了什么。我对此持反对意见，不是因为反对偶然使用言语，而是因为成人治疗师与儿童一起游戏来进行干预会引发儿童的防御。这项技术还有一定的危害，即儿童会对成人产生面对权威的害怕，而治疗师也会操纵并劝说儿童。我认为只有当儿童不会受到成人即时的回应的打搅时，他们才能自发地把内心的需要、问题、情感、希望和恐惧直接表达在沙盘当中，不会受到干扰或退缩。如果环境是自由而受保护的，注意力就更为集中。治疗师在与儿童一起游戏时"交谈"的一面，是儿童需要远离的，因为他们在家里或在学校当中面临的正是同样困难或敌对的情况。儿童不想玩猜来猜去的游戏，诸如在建构沙盘场景时，治疗师下一步会做什么。这与儿童在日常生活当中面对成人世界所做的斗争太相似了。

关于治疗师参与到儿童的沙盘场景创建当中，有一个例外，就是与自闭症儿童做工作。自闭症儿童的各种联结都处于危险当中。需要互动和治疗师直接参与的沙盘场景建构，能够随着自闭症儿童的沙盘建构一起活动，如同"镜像"，这能给这类儿童带来一定的联结感，或意义。如果治疗师和儿童可以在平静无压力的气氛中共同克服沙盘游戏中出现的状况，一起同步地创建沙盘场景，那么某些问题就可以得到解决或缓解。我发现在可能的情况下，治疗师可以减少直接的干预，但仍与沙盘保持比较近的距离（相对于正常儿童而言），帮助自闭症儿童逐渐独立地使用沙盘对他们而言非常有益。

针对儿童的沙盘游戏治疗如雨后春笋般在各种机构中得到了应用，如在精神病学日间看护中心、法庭安置受虐待儿童的地方以及治疗自闭症儿童和生理缺陷儿童的地方。然而针对成人的沙盘游戏治疗，除了由经过培训的沙盘游戏治疗师在咨询室外工作，还有哪些更多的可能性？

作为一种为双方都带来利益的深度治疗，沙盘游戏涉及过程、移情和充满洞察的延迟的解释，我认为除了在荣格学派原型和象征的设置之下来运用沙盘游戏，并对追踪和揭示发展过程的一系列沙盘作品中呈现的沙盘游戏者的材料进行深度工作，没有其他可行的方法。

然而，已经有关于团体程序的实验。在加利福尼亚，有这样的团体：成员们聚在一起，其中一个成员自愿创建一个沙盘场景；然后在一名沙盘游戏治疗师的带领下，团体中的其他成员对这一沙盘场景做出评论，竞相提出观点，探讨意象。

我想质疑的是在团体面前和部分地为了团体而创建沙盘场景，难免有表演的成分在里面。因为知道会受到团体成员的详细审查，沙盘游戏者会有很大的意识适应上的压力，这会阻碍无意识素材的释放。这样的工作可能会一事无成，并且伪装性的游戏将导致：沙盘游戏者可能只是在假装，在团体中无法专心致志，而团体的解释性的干预也不过是泛泛之谈。

前面已说过，工厂和办公室也应该有沙盘游戏室，供休息时使用。危险在于，沙盘游戏中被释放的无意识素材，有可能会导致工伤事故或是其他不幸的后果。如果沙盘游戏没有治疗师充当容器，如果治疗师的沙盘游戏室不是有仪式感的地方，就有在毫无控制或抱持的情形下，唤醒精神病的危险。因此，我不赞成在企业或行业使用自由散漫的、缺乏监控的沙盘游戏治疗。尽管这不得不说是一种遗憾，但在我们这个时代，人们的心灵有太多的困扰，经常处于边缘的状态，以至于妨碍了自由发挥地、自我解释地运用沙盘这一媒介。

性的意象经常在沙盘场景中非常形象地呈现。在地形上通常无意识地创造出山和山谷，在解释和整合时，经常出现胸部、阴道、阴茎、睾丸、肛门等词。我记得有一位男性创建了一个沙盘场景，里面有复杂的山峰、山脉和山谷，然后他意识到沙盘场景中有一只手正在刺激阴茎进行手淫。这带来了其他相关的联想，心理治疗工作也有了突破。在第四章的第一个案例中，一位男性病人创造了一个子宫，治疗工作立刻在许多水平上获得了突破。

沙子有着土的特性，能够让心灵进行身体的表达，这对治疗的价值是无法估量的。

荣
格
学
派
沙
盘
游
戏
疗
法

沙盘中所摆放的沙具的颜色的采用，需要有专门的著作来阐述。我简要说明一下所选的颜色是鲜艳或柔和时的互补性，它对不同沙具之间的关系有影响，需要加以解释。对炼金术颜色——黑、白、红、绿、金——的使用应认真分析，病人对土壤的颜色——棕、深红、米色、灰、白、黑——的使用往往表示特殊的意义和无意识的水平。原色可以专门用来表达特定的原型，斯坦纳（Steiner）的色彩理论能够很好地解释荣格提出的基础的功能性的色彩。这些理论已经被其提出者很好地予以证实，治疗师需要仔细研读它们，以便应用到沙盘游戏的解释当中。

我在做讲座时，经常有人问我，沙盘游戏这一媒介是否可以包含精神性的和宗教性的表达。沙盘场景如同"清醒的梦"，通常包含了病人精神性/宗教方面的两难处境的丰富而变化的修通方式，与真正的梦一样。沙盘游戏中有许多沙具可以代表神，还可以代表神龛、静休地、教堂、寺庙、天主教堂和小教堂等。这些人物和建筑可以用来表达心灵内在结合的各种不同的形式，这种内在的结合涉及变化多端的概念和精神性的意象，这些沙具可以使它们栩栩如生地呈现。无论是东方的还是西方的象征人物，都可以在沙盘游戏过程中表达极具价值的自性化方面。许多不可知论者和无神论者通过沙盘游戏，发现了无意识所释放的整合性的原型素材，这使他们可以有意识地与自己心灵中的神性意象保持联系。这并不是他们所期待的，但是挑战和沙盘游戏的材料的见证就在那里，等待他们去解释，并开始以全新的方式去生活。

在沙盘游戏中通过回忆童年时代假期在沙滩上玩耍，或在家、在学校的沙坑里玩沙，从而与童年期重新联结，这有助于成年病人充分地退行，以建构童年的场景。这时原型意象将有助于重新解释心理的事实，而不是所谓的历史的事实。记忆中童年期的氛围，不像成年生活那样容易用言语表达出来。通过沙子这一媒介，隐藏的、压抑的早期记忆内容有时可以被更为迅速地释放出来，从而开始重建过去。这将把过去与现在统合起来，以面对未来。沙盘游戏促进了早期记忆的回归，在重建和修复充满创伤的童年期方面发挥有价值的作用。

我不断地观察到，接受沙盘游戏治疗的人在完成第一次沙盘游戏之后会回来，通常是几年之后回来，希望继续进行沙盘游戏。这种朝向更进一步的自我了解的持续努力，可以创造出一系列的沙盘场景，在意识的水平来说，甚至能比以前揭示更多的内容。通常在第一次沙盘游戏过程中喜欢用的那些沙具，会以一种新的方式加以运用。心灵的"故事"继续上演。由于熟悉沙盘游戏的体验，与初次沙盘游戏过程相比，阻抗几乎全部被解除，自性的显现更加清晰透彻。心灵在变化方面永不停歇，在表达方面有着永无止境的可能性。

沙盘游戏的普及性

沙盘游戏疗法最突出的特性在于它的普及性，这确保了它明朗的未来。把沙子塑造成世界的地形图，或在沙盘中摆放沙具，且在面谈的时候轻松地改变沙具的摆放，不需要任何技术（不像绘画或是制作黏土模型，一旦颜料或黏土干了，就很难做出改变）。沙盘游戏还不受语言的限制，任何年龄的病人都适用。言语治疗，即使是对儿童做分析，都需要一定的语言基础，而针对成年人的分析，还需要有文化背景——社会的、政治的和宗教的，这些都需要根据分析的情境进行相关考虑。

在沙盘游戏治疗中，有一种令人惊讶的自由感受，许多病人在进行言语的自由联想的时候，很难找到这种自由感。创建沙盘场景的时候，可以俯瞰全局，使人自发地领悟；在治疗早期很少有病人通过使用语言就能获得这种领悟，除非他擅长横向思维。

完成后的沙盘作品的视觉意象，运用了视觉的力量，这是我们观察世界最常用的感官。构想一个沙盘场景需要运用最接近我们感知心理组织和三维视觉世界的模式，这是无意识和意识需要利用的核心重要因素和影响。积极地用手创建沙盘场景，会有精心制作手工艺品的感受，它是自发产生的，能引导心灵表达其心理状态。沙盘游戏者一心在工作，不会受到来自治疗师的影响和打扰——但他知道治疗师作为观察者，就在那里——这使多数沙盘游戏具有直接的表达性，能够澄清病人心灵的状况。这

荣格学派沙盘游戏疗法

一过程十分流畅，揭示的内容具有极大的启示意义。沙盘场景被拍摄下来，心灵的素材被记录下来，从而进行象征方面的、动力学的解释。沙盘游戏是心理治疗中最有力的工具之一，它区分了原型的投射与个人的投射，在这方面引人启迪，这使它能在投射性治疗中独树一帜。作为一种优秀的诊断性工具和治愈心灵的方法，沙盘游戏疗法表现不凡。

多拉·卡尔夫（1980）指出，可以把心灵发展的历程比作流水。《易经》象传第二十九卦（习坎/水）中说：

> 习坎，重险也。水流而不盈，行险而不失其信。维心亨，乃以刚中也。行有尚，往有功也。（它流啊流，只是填满它流过的地方；它从不避开危险的地方，也不逃避突如其来的坎坑；任何东西都不能使它失去内在的本质。在任何环境中，它都能保持本色。因此，困难形势下的真诚将会渗透至内心中的状况。一旦从内心里把握了这种状况，那么外在行动的成功就会自然到来。）

（Wilhelm，1951，p. 115）

当我们借助沙盘游戏的无意识投射技术，成功地进行荣格学派的心理分析时，我们可以说这是因为有好的运气、有效的解释性工作，以及上帝的恩赐。

后　记

　　1990 年的整个冬天，暴风骤雨一直侵袭苏黎世湖畔。在此期间，我正在库斯纳赫特的荣格研究院做系列演讲。演讲过后，我和妻子准备去苏黎世郊区附近的一栋旧农舍，共进午餐。我按了农舍的门铃，注意到前门上刻的日期：1485 年。

　　自从多拉·卡尔夫去世后，这是我们和马丁·卡尔夫（Martin Kalff）以及萨宾娜·卡尔夫（Sabina Kalff）第一次在有着沙盘游戏室的农舍中共进午餐。她的儿子和儿媳热情地招待了我们。我们一直在谈论多拉的离世、她的日渐憔悴以及她面对死亡的平和态度。

　　随后，我们沿着古老的楼梯，走到楼下的沙盘游戏室。我走进了这间最古老的沙盘游戏室，二十年前，正是在这里，我和多拉·卡尔夫一起创建我的沙盘作品。房间异常安静。

　　卡尔夫收集的沙具琳琅满目，马丁要送我一件他母亲的沙具。我挑选了一扇日式大门，它象征精神世界的入口。沙具架上还有几扇几乎一模一样的大门，所以拿走一个不会改变沙具架的模样。似乎它一直就是属于我的。

　　我把它带到多拉的墓前。我想把它放在坟墓上方的壁龛里，沐浴那一刻的阳光。我无意识地把它倒置在壁龛里。

　　我们生活在一个颠倒的世界。只有死去的人才是正立的。

坟墓上鲜花锦簇，使我想起学习和了解沙盘的时光，想起运用沙盘游戏疗法在伦敦开业而获得临床经验的漫长岁月。

夜幕降临，我们走路回到农舍，那里是沙盘游戏团体的国际档案馆。日落时，我和妻子回到湖边的旅舍，静静地走在水边。我们也会很快走到我们人生的日落时分。此时，我们内心平静，就像这被暴风雨多日冲刷过后的银色湖面。

感谢多拉·卡尔夫，她让我了解了世界上最有力的心理治疗方法——荣格学派沙盘游戏疗法，奇妙的心理疗法！

后

记

基本的沙盘游戏设施

沙盘游戏室

为沙盘游戏提供一间专门的房间，与言语分析的咨询室相区分。

沙盘

一个专门制作的沙箱，大约 18 英寸宽，23 英寸长，3.5 英寸高，内部和边缘都不透水，漆成天蓝色。沙盘放在一张矮桌上，装上一半的沙。一个沙盘装干沙，一个沙盘装湿沙，以供自由选择。沙具摆放在沙盘游戏室靠墙的架子上。

水罐

要提供水罐，以便在用沙子塑形需要水的时候使用。

表征"世界"的沙具

要有代表人类、动物、植物、矿物的各种玩具大小的微型模型。尽可能多地提供各种文化中代表各种用途的建筑物。史前时期和幻想中的动物是可以利用的。要提供东西方文化、历史和象征性的人物。水陆空的各种交通工具要包含在内。

记录沙盘作品的胶卷

柯达公司生产的 Kodachrome 胶卷可以记录病人的沙盘作品系列。在病人离开后，治疗师要在拆除沙盘场景之前照相。

沙盘游戏治疗师培训指南

培训目标

培训后，个体可获得国际沙盘游戏治疗学会的会员资格。只有在获得会员资格的基础上，才有权用创始人多拉·卡尔夫进行沙盘游戏治疗的方法来从事沙盘游戏治疗工作。

培训可以被理解为一种补充。

培训的资格

申请培训者须出示以下资格证明：

1. 医学、教育学、心理学、神学、临床社会工作或人文社科等专业的大学教育相关证明。如果没有接受大学教育，也可出示其同等学力教育背景证明。

2. 通过之前的学习和与病人/来访者工作的临床应用经验而具有一定的心理病理学、心理诊断及心理治疗方面的知识者会优先考虑。

3. 曾有过深度内在发展和领悟的体验，如曾接受过个人分析、冥想或其他能达到这种深度发展的训练。

4. 拥有其所在国家和地区所要求的从事心理治疗工作的资格证书。

特殊人员将会特殊处理。

培训历程

个人体验

首先，必须在一个已具备沙盘游戏治疗师资格的治疗师的指导下，进行一次个体的沙盘游戏体验过程。这一特殊的沙盘游戏个人体验有助于个体自我实现过程的展现。

如果可能，个人的沙盘游戏体验应当安排在定期参加沙盘游戏的研讨会之前进行，其目的是保护这一体验的自发的特性。

理论培训

关于沙盘游戏治疗实践的理论培训主要源自个体的学习以及参加沙盘游戏研讨会。还需要学习沙盘游戏治疗过程与体现在宗教、神话和各种文化传统当中的意识的演化历史的关系。

在理论培训阶段，要求提交三篇理论研讨的论文。在这些论文中，沙盘游戏治疗工作必须与心理学和其他领域的研究相结合。

实习与督导

培训期间针对病人/来访者的临床工作必须接受个人督导和团体督导。培训结束之时，必须向培训委员会正式呈交一份完整的个案报告，由其审阅，并决定是否通过会员资格认证。

如需了解详细信息，请写信至：Joel Ryce-Menuhin，85 Canfield Gardens，London NW6 3EA，UK。

荣格学派沙盘游戏疗法

洛温菲尔德与卡尔夫的通信

　　玛格丽特·洛温菲尔德在伦敦开始了她重要的先驱工作——在沙中创建"游戏王国场景"。她在 20 世纪五六十年代与多拉·卡尔夫通信联系。据我对洛温菲尔德的档案的仔细研究，她们表现出相互的尊重。除此之外，她们的交流还有一种意想不到的委婉和礼貌。下面就是一例关于马的象征意义的通信，而卡尔夫并没有回复。所有的问题都被回避，这对一位沙盘游戏的档案管理人员而言，挫败感可想而知。

　　亲爱的洛温菲尔德博士：

　　　几天前，我曾寄给您一篇论文，有关我对游戏王国场景的一些体验。我告诉过您，那是唯一的原稿。我很希望您能把它寄回来。您能否寄回来呢？如果您能对我的文章做些评价，我会很高兴。但是我敢肯定您一定很忙。也许，我可以在旅途中来伦敦。期待与您见面，并参观您的诊所！

　　　万事如意！

您的朋友：多拉·卡尔夫

1957 年 6 月 2 日

亲爱的卡尔夫夫人：

收到您的来信，我很高兴。首先，我得向您致歉，非常抱歉一直留着您的原稿。您真是太好了，让我留有您的原稿。我非常喜欢。我妥善保存着，并考虑送还于您。

我保留您的论文这么长时间的原因与我关于游戏王国技术的书有关。我对您的论文很感兴趣，它是我看到的唯一一篇从荣格学派背景的视角来看待游戏王国技术的文章。我一直在脑海里琢磨您的文章本身以及它与游戏王国技术的关系。我喜欢您的文章，我想它对游戏王国技术的价值阐释得很恰当。我特别感兴趣的是，您和我都认为把它运用到成人身上也一样有效。文章有两点，我想和您商榷一下。我已经用铅笔在旁边空白处标记了。也就是您认为马是女性的象征，以及您关于马戏团的论述。先来谈一谈马。听说您可以来伦敦，我感到很高兴。如果有可能，我想就将游戏王国技术运用于成人这一主题，安排与您会谈。时间是个麻烦。在伦敦，6月和7月不大可能，因为各种协会都要召开冗长的会议，时间表总是安排得满满的。因此，我很想尽快提前知道，如果您能来，具体是什么时候，我可以安排时间。从我们的观点来看，马不是本能的象征，就是男性的象征。我最感兴趣的是，您为何认为这匹特别的马代表女性。

其次，谈谈马戏团。孩子们经常会用到马戏中的人物。很少发现他们觉察到您在这里解释的马戏表演者这一面。我认为，对于英国的孩子来说，马戏是一种比较奇特的成年人的游戏，令人兴奋好奇。多数情况下，我们发现它与儿童接触到成年人的性所引发的迷惑不解的兴奋相关。我认为，儿童心理研究院（I. C. P.）的工作人员会很想与您探讨。再回到文章上来。我很想复印一份，留在图书馆。您能否让我复印一份？我们的工作人员当中有很多人懂德语，我们的资深工作人员会特别感兴趣，想读到您的文章。如果您能请人把它翻译成英语，这也是很有价值的。我特别想得到您的文章的最后两页译文。我在考虑能否把它们写进我的书里。书中有一章论述的是其他工作者运用游戏王国技术的体验，这正好可以包括在内。

　　您与伦敦的分析心理学协会或荣格学派学者俱乐部有联系吗？您了解伦敦的情况吗？各种冲突的兴趣、观点，使得伦敦的情况异常复杂，特别是那些在苏黎世受训之后来伦敦开业的分析师，和仅仅在英国受训的分析师之间矛盾重重。对于不属于荣格学派的人而言，要与伦敦的荣格学派学者保持稳定的联系，就需要确切了解个中关系，否则情况会更加微妙而困难。因此，如果您能写信告诉我有关情况，那么对我会很有帮助。

　　谢谢您寄给我的照片。它们太小了，难以看清，不过如果投影到屏幕上，就可以看到更多、更好的细节了。您来伦敦时，能否带上游戏王国相册？我考虑借一台投影仪。如有机会，您可以在儿童心理研究院展示这些照片。

　　珍重！

　　　　　　　您的朋友：玛格丽特·洛温菲尔德

　　　　　　　　　　　　　1957 年 6 月 26 日

附：

　　几次通信之后，原本商定的会面或会议都没有举行。每一次卡尔夫都会派一名学生去伦敦，也不知为什么与洛温菲尔德的沟通都没有成功。洛温菲尔德与卡尔夫的通信总是言辞恳切，但所表达的似乎更多的是外交辞令方面的客气，而不是专业的兴趣。她们会询问彼此的工作，然后各自沿着自己的道路前行。

正是卡尔夫把荣格心理学的背景带入了沙盘游戏治疗当中。尽管洛温菲尔德的几位得意门生曾称她不是一个真正的弗洛伊德学派的学者（我同意这一点，她的卓越著作可能有折中主义的倾向），但她也不是一个荣格学派的学者，特别是考虑到20世纪90年代伦敦的情况。在我看来，在当时基本属于弗洛伊德学派的背景以及时代思潮之下，她的巨著《游戏王国技术》（1977）可谓推陈出新，富有创造力。洛温菲尔德兴趣广泛，对于伦敦的荣格学派的专业学者甚为熟知，态度友好。

多拉·卡尔夫原创性地采用了"沙盘游戏"（sandplay）这一术语，这经过了洛温菲尔德的允许，从而使得荣格学派的工作区别于"游戏王国技术"。从此之后，卡尔夫走上了不同于洛温菲尔德的道路，并坚持走了下去。先驱们通常都坚定地走自己的道路，并且互相尊重，谦逊待人。同时，从定义上来说，先驱们都是以自我为中心的（如果不是自我偏执的话）！

莱斯-梅纽因英国沙盘游戏治疗团体的通告

　　国际沙盘游戏治疗学会（创立者：多拉·卡尔夫）伦敦分会由乔尔·莱斯-梅纽因（音乐学士、理学学士、哲学硕士、分析心理学独立团体［IGAP］和国际分析心理学会［IAAP］成员）于 1988 年 1 月创立。其荣誉捐助人有巴昂尼斯·瓦拉·冯·德尔·海特（Baroness Vera von der Heydt，IGAP 和 IAAP 成员）、耶胡迪·梅纽因爵士（Yehudi Menuhin，英国功绩勋章［O. M.］、爵级司令勋章［K. B. E.］获得者）和兰迪·梅纽因（Lady Menuhin）、杰弗里·卡尔顿（Geoffrey Carton）、菲奥娜·莱兰（Fiona Leyland）、罗伯托·赫尔松-圭尔拉（Roberto Hershon-Guerra）和埃拉·赫尔松-圭尔拉（Eila Hershon-Guerra）、茹思·拉扎勒斯（Ruth Lazarus）、达格玛·赖希提·冯·布拉施博士（Dagmar Leichti von Brasch，医学博士）、罗德里克·M. 彼得斯博士（Roderick M. Peters，医学学士、区域和社区规划硕士、理学硕士、分析心理学协会［SAP］和 IAAP 成员）、耶尔塔·梅纽因·莱斯（Yaltah Menuchin Ryce）、约翰内斯·瓦斯穆特（Johannes Wasmuth），并以此纪念塞西·E. 伯尼（Cecil E. Burney，哲学博士）、瓦奥莱特·德·拉兹罗博士（Violet de Laszlo，社会与性别整合行动小组［SGIAP］以及 IAAP 成员），以及海伦·道林（Helen Dowling）。

参考文献

Adler, G. (1966) *Studies in Analytical Psychology* (2nd edn), New York: G.P. Putnam's Sons, p. 122.

—— (1979) 'Ego integration and patterns of the coniunctio' in *Dynamics of the Self*, London: Coventure.

Bastian, A. (1860) *Der Mensch in der Geschichte*, Leipzig: Wigand.

Boëhme, J. (1934) *The Signature of All Things, with Other Writings* (trans. W. Law), London: J.M. Dent and Sons (first published in 1682).

Bradway, K. (1985) *Sandplay Bridges and Transcendent Function*, San Francisco: C.G. Jung Books.

Budge, E.A.W. (1960) *The Book of the Dead*, New York: University Books.

Coomaraswamy, A.K. (1977) *Selected Papers*, vol. 2 Bollingen Series LXXXIX, Princeton: University Press.

de Vries, A. (1984) *Dictionary of Symbols and Imagery* Amsterdam: Elsevier Science Publishers.

Eliade, M. (1958) *Yoga: Immortality and Freedom*, Bollingen Series LVI, New York: Pantheon.

Erikson, E.H. (1951) 'Sex differences in the play configuration of pre-adolescents', *American Journal of Orthopsychiatry* 21: 667–92.

—— (1964) 'Inner and outer space: reflections on womanhood', *Daedalus* 93: 558–97.

Evans, C. de B. (trans.) (1924) *Meister Eckhart*, by F. Pfeiffer (1857), Vol. 1. London: J.M. Watkins.

Fordham, M. (1944) *The Life of Childhood*, London: Routledge.

Freud, S. (1925) *Collected Papers*, vol. II, London: Hogarth.

—— (1927) *The Ego and the Id*, London: Hogarth.

Hubert, H. and Mauss, M. (1898) *Sacrifice in Nature and Function*, London: Cohen & West (see 1964 edn).

Jaffe, A. (1972) *From the Life and Work of C.G. Jung*, London: Hodder & Stoughton.

Jung, C.G. (1933) *Modern Man in Search of a Soul*, New York: Harcourt Brace.

—— (1939) 'Die psychologischen Aspekte des Muttersarchetypus', *Eranos Jahrbuch* 8: 79–91, Zürich: Eranos.

—— (1954a) *The Development of Personality, Collected Works*, vol. 17, London: Routledge.

—— (1954b) *The Practice of Psychotherapy, Collected Works*, vol. 16, London: Routledge.

—— (1956) *Symbols of Transformation, Collected Works*, vol. 5, London: Routledge.

—— (1959a) *The Archetypes of the Collective Unconscious, Collected Works*, vol. 9, part 1, London: Routledge.

—— (1959b) 'The concept of the collective unconscious', in *Collected Works*, vol. 9, part 1, London: Routledge.

—— (1960) *The Structure and Dynamics of the Psyche, Collected Works*, vol. 18, part 1, London: Routledge.

—— (1961a) *Two Essays on Analytical Psychology, Collected Works*, vol. 7, London: Routledge.

—— (1961b) *Freud and Psychoanalysis, Collected Works*, vol. 4, London: Routledge.

—— (1961c) *Memories, Dreams, Reflections*, New York: Panther Books.

—— (1969a) 'The holy men of India: introduction to Zimmer's *Der Weg zum Selbst'*, in *Collected Works*, vol. 11, London: Routledge.

—— (1969b) *Psychology and Religion: West and East, Collected Works*, vol. 11, London: Routledge.

—— (1971) *Psychological Types, Collected Works*, vol. 6, London: Routledge.

—— (1972) *The Structure and Dynamics of the Psyche, Collected Works*, vol. 8, London: Routledge.

Kalff, D.M. (1980) *Sandplay*, Boston: Sigo Press.

Krishna, G. (1972) *The Secret of Yoga*, London: Turnstone.

Lawrence, D.H. (1922) *Fantasia of the Unconscious*, New York: Seltzer.

Leenhardt, M. (1947) *De Kamo: Les Personnes et le Mythe du Monde Mélanésien*, Paris: Gallimard.

Lowenfeld, M. (1979) *The World Technique*, London: Allen & Unwin.

Luria, A.R. (1966) 'L.S. Vygotsky and the problem of functional localization', *Soviet Psychology* 5: 53–60.

McGuire, W. (ed.) (1974) *The Freud/Jung Letters*, Bollingen Series XCIV, Princeton: University Press.

Meier-Seethaler, C. (1982) 'Erich Neumann's contribution to the psychopathology of child development', *Journal of Analytical Psychology* 27(4): 357–79.

Miller, D.L. (1980) 'Theology's ego/religion's soul', *Spring*, 78–89.

Millar, S. (1968) *The Psychology of Play*, London: Penguin.

Neumann, E. (1973) *The Child*, New York: G.P. Putnam's Sons.

Piaget, J. (1951) *Play, Dreams and Imitation in Childhood*, London: Routledge.

Rudin, J. (1968) *Psychotherapy and Religion*, London: Notre Dame Press.

Ryce-Menuhin, J. (1984) 'From the analysts' chair in 1984', *Harvest* 30: 89.

—— (1988) *The Self in Early Childhood*, London: Free Association Books.

Sardello, R. (1982) 'The Landscape of Virginity', in J. Stroud and G. Thomas (eds) *Images of the Untouched*, Dallas: Spring Publications.

Vygotsky, L.S. (1962) *Thought and Language*, E. Haufmann and G. Vakat (eds and trans.), New York: Wiley.

Watkins, M. (1981) 'Six approaches to the image in art therapy', *Spring*, Dallas: Spring Publications.

Weinrib, E.L. (1983) *Images of the Self*, Boston: Sigo Press.

参考文献

Wells, H.G. (1911) *Floor Games*, New York: Arno Press (revised edn published in 1975).

Wilhelm, R. (1951) (trans.) *I Ching or Book of Changes*, London: Routledge.

Winnicott, D.W. (1971) *Playing and Reality* London: Tavistock.

140

荣
格
学
派
沙
盘
游
戏
疗
法

北京市版权局著作权合同登记号：01-2015-7341

图书在版编目（CIP）数据

荣格学派沙盘游戏疗法/（英）乔尔·莱斯-梅纽因（Joel Ryce-Menuhin）
著；李江雪，李资瑜译．—北京：中国人民大学出版社，2018.10
（心灵花园·沙盘游戏与艺术心理治疗丛书）
ISBN 978-7-300-26238-3

Ⅰ.①荣… Ⅱ.①乔… ②李… ③李… Ⅲ.①精神疗法-研究 Ⅳ.
①R749.055

中国版本图书馆 CIP 数据核字（2018）第 211035 号

心灵花园·沙盘游戏与艺术心理治疗丛书
主编　申荷永
荣格学派沙盘游戏疗法
［英］乔尔·莱斯-梅纽因（Joel Ryce-Menuhin）　著
李江雪　李资瑜　译
张　敏　审校
Rongge xuepai Shapan Youxi Liaofa

出版发行	中国人民大学出版社		
社　　址	北京中关村大街 31 号	邮政编码	100080
电　　话	010 - 62511242（总编室）	010 - 62511770（质管部）	
	010 - 82501766（邮购部）	010 - 62514148（门市部）	
	010 - 62515195（发行公司）	010 - 62515275（盗版举报）	
网　　址	http://www.crup.com.cn		
经　　销	新华书店		
印　　刷	唐山玺诚印务有限公司		
开　　本	720 mm×1000 mm　1/16	版　　次	2018 年 10 月第 1 版
印　　张	9.75 插页 9	印　　次	2025 年 3 月第 4 次印刷
字　　数	108 000	定　　价	39.80 元